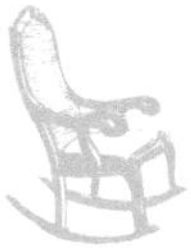

LA ESCRITURA QUE CURA

Lucía Etxebarria

LA ESCRITURA QUE CURA

Manual de escritura expresiva para no profesionales

PROGRAMA DE 30 DÍAS

3ª edición

Serendipity

Desclée De Brouwer

Henao, 6 - 48009 Bilbao
www.edesclee.com
info@edesclee.com

Impreso en España – Printed in Spain
ISBN: 978-84-330-3262-1
Depósito Legal: BI 00270-2024

Dedicado a mi hija, a todas las mujeres que asistieron a mis cursos y muy especialmente a Marcelo Méndes, psicólogo clínico, sin cuya confianza no hubiera podido escribir este libro.

ÍNDICE

Nota previa para el lector o lectora 11
Introducción 13
Qué es la escritura expresiva 27
Qué puedes esperar 35
Antes de empezar, ¿qué vas a necesitar? 39
Día 1: Identidad. 43
Día 2: Identidad, segunda parte 47
Día 3: Revelación emocional 53
Día 4: Procesar emociones y deshacerse de ellas 59
Día 5: La carta de perdón 67
Día 6: Perdonarte a ti misma 73
Día 7: La búsqueda de sentido. 81
Día 8: Distorsiones cognitivas. 87
Día 9: Creación de afirmaciones positivas 103
Día 10: Ejercicio de esperanza 111
Día 11:¿Puedo cambiar mi vida? 119
Día 12: Un poquito de introspección 129
Día 13: Introyección de la culpa 133

Día 14: Revisión a las creencias limitantes 141
Día 15: Cambiar las creencias 153
Día 16: El escudo psíquico 167
Día 17: El muro de afirmaciones 177
Día 18: Introyecciones y baja autoestima 189
Día 19: Soy una persona válida y no merezco que... 197
Día 20: Tu caja de herramientas 201
Día 21: Reescribe la historia 207
Día 22: Haz un conjuro de magia 215
Día 23: Tu hada madrina 225
Día 24: Cambiar la voz autocrítica por la voz compasiva 231
Día 25: Diálogo interno 245
Día 26: La lista "si... entonces..." 253
Día 27: El intensiómetro 261
Día 28: Afirmaciones positivas, control de la respiración
y meditación guiada 273
Día 29: La meditación guiada 281
Día 30: Despedida y cierre 289
Bibliografía 297

NOTA PREVIA PARA EL LECTOR O LECTORA

A la hora de escribir este libro me he encontrado con un problema que suele aparecer en muchos libros de este estilo. El del género.

Este libro quiere establecer una comunicación directa con quien me lee, pero yo no puedo saber si quien me lee es un hombre o una mujer. Sí que sé que hay más probabilidades de que me lea una mujer, porque entiendo cómo funcionan mis redes y a quiénes se dirigen, y quienes me responden. Por eso no he querido usar el masculino genérico que me recomienda utilizar la Real Academia a la hora de dirigirme a grupos de personas en los que puede haber tanto hombres como mujeres, dado que sé que en el grupo al que me dirijo hay más mujeres que hombres.

Por esta razón, finalmente he optado por una solución de compromiso.

Comprobará usted a lo largo de este libro, querido lector o lectora, que en algunas ocasiones me dirijo directamente a quien me lee asumiendo que es un hombre y en otras que es una mujer. De la misma forma que durante muchos años las mujeres leíamos ensayos que se dirigían directamente al lector y que nos trataban en masculino, parto de la base de que un lector masculino podrá perdonar si lee una frase que se dirige a él en femenino.

Soy consciente de que podía haber escrito el libro usando la "e" o poniendo "x" o @ en lugar de la "a" o la "o". Pero escribir un libro en el que hables de amigues, amigxs o amig@s habría redundado en un galimatías incomprensible.

Espero que, sea usted hombre o mujer, este libro le interese y lo entienda, pero sobre todo espero que le ayude.

También quiero que entienda usted por qué me permito tutearle a lo largo del libro. No le conozco a usted de nada pero quiero establecer una relación de cercanía.

Aclarados estos puntos, sea bienvenido o bienvenida a estas páginas.

INTRODUCCIÓN

Antes de empezar quiero hablar un poco de mí, aunque es más que probable que si tú has comprado este libro ya me conozcas. Pero también puede ser que te lo hayan regalado y que no sepas nada de Lucía Etxebarria. O que mi cara y mi nombre te suenen, pero solo superficialmente, porque alguna vez me has visto en televisión o en cualquier aparición pública, pero no conoces mucho más.

Así que déjame hablarte de quién soy y de por qué decidí dedicarme a la escritura expresiva.

En general, los libros de psicología que no están destinados a profesionales se suelen dividir en dos: los libros testimoniales y los que tradicionalmente se han clasificado como de autoayuda. En los libros testimoniales, quien firma es una persona que ha atravesado una situación más o menos traumática o conflictiva, y a partir de dicho escenario y de su historia de superación te va dando unas pautas para ayudarte a superar un contexto similar. Por ejemplo, una mujer codependiente supera su codependencia y comparte con sus lectores la forma en la que venció su problema. O un hombre que estuvo ingresado en un psiquiátrico a causa de un trastorno bipolar cuenta el proceso que le llevó hasta allí y el proceso que le permitió, a la salida de la institución, llevar una vida funcional. Cómo consiguió convivir con su enfermedad o incluso aprender de ella.

Los libros de autoayuda suelen estar escritos por un terapeuta experto que te da una serie de claves que ha aprendido a lo largo de la práctica en su consulta. Este o esta terapeuta se presenta como una persona que, de alguna manera, está más allá del bien y del mal. El terapeuta, al parecer, no ha sufrido grandes dramas en su vida (y si los ha sufrido, no te los cuenta) y te habla desde una posición de sapiencia, ligeramente distante a veces. Él o ella sabe más que tú y te lo va a demostrar. La impresión que transmite es que sabe, y que sabe porque ha estudiado y ha desarrollado una práctica clínica, pero no porque haya vivido el problema en carne propia.

Te voy a contar un poco cuál fue mi caso.

Yo era una persona más o menos anónima hasta que a los veintisiete años publiqué mi primer libro y a los veintinueve gané el Premio Nadal. Durante muchos años, desde los dieciocho, me dediqué casi en exclusiva a la literatura y al periodismo. He trabajado desde que soy mayor de edad, casi siempre en puestos en los que se valoraba que yo escribiera. He escrito folletos de cámaras de alta definición, textos publicitarios, notas de promoción para discos, libros y productos técnicos, y artículos de prensa de todos los colores. Y también he publicado libros de poesía, novelas, ensayo político, guiones para cine y televisión. Y libros para niños. Con eso te quiero decir que en todos mis entornos laborales se me pedía que escribiera.

Yo arrastraba muchos problemas desde la infancia. Problemas de todo tipo. Problemas que no puedo contar porque eso implicaría hablar de historias que incluyen a terceras personas cuya intimidad debo respetar. Pero digamos que yo no era una persona particularmente feliz. Yo hablaba de mis vivencias en los libros y les entregaba mis dudas, de forma simbólica, a unas protagonistas que los vivían en un mundo alternativo, unas mujeres construidas a base de palabras que los solucionaban de la manera en la que yo hubiera deseado resolverlos. Nunca escribí novelas autobiográficas, pero sí que hacía lo que los franceses llaman *roman à clef,* novela en clave, un nombre que se aplica a aquellas novelas en las que ciertos personajes o situaciones representan, de una forma más o menos explícita (en mi caso, menos explicita que más), a personas o situaciones reales. La "clave" es la relación entre la ficción y la realidad.

Siempre fui extremadamente cuidadosa para que no se reconociera a las personas en las que me había basado, pero todas las situaciones que se contaban en mis novelas eran reales. Reales hasta cierto punto, por supuesto, porque la literatura es como un tamiz que deja pasar ciertas cosas y retiene otras, y que de esta manera transforma todo lo que toca. Escribir novelas, cuentos, poemas, guiones, me ayudaba muchísimo, porque el hecho de que mis protagonistas pudieran solventar simbólicamente situaciones que yo había atravesado me permitía a mí misma superar esa situación. Como decía Carlos Marzal, "De vivir nos consuela solo el arte, que es estar con la gente, sin la gente". En muchos casos tomé una decisión al acabar un cuento o una novela, porque la persona que los protagonizó había encontrado la respuesta a mi problema en ese mundo alternativo que yo creaba con letras, y me había indicado el camino a seguir.

A los treinta y cinco años me encontraba en Canadá por una serie de razones que no vienen a cuento y había recibido un pequeño apoyo de la Universidad McGill, que me permitía asistir gratis al seminario que yo escogiera. Tengo que aclarar que la McGill es una de las universidades más prestigiosas de Canadá, y del mundo, y que sus seminarios suelen costar un ojo de la cara y parte del otro. Escogí un seminario de escritura expresiva al confundirlo con un seminario de escritura creativa.

Los talleres de escritura creativa son muy comunes y populares en el mundo anglosajón. Se trata de talleres en los que, en principio, varias personas se reúnen para escribir sobre determinados temas, lideradas por un escritor de prestigio que es el que dirige todo el cotarro (seguro que has visto ejemplos en películas y series). Y eso es lo que creía yo que me iba a encontrar. Pensaba que entraría en el aula y allí estaría algún escritor canadiense de cierta relevancia y una serie de estudiantes que le presentarían sus textos para que él los evaluara. Yo, en teoría, soy bilingüe en español e inglés, pero esa es la teoría. En la práctica me expreso mucho mejor en español. Por eso me inscribí al curso, para mejorar mi escritura en inglés.

Para mi sorpresa, me encontré con que el seminario no tenía absolutamente nada que ver con la escritura literaria y que de hecho dependía del departamento de psicología social. Todos los que estaban allí eran estudiantes de psicología, y el profesor que impartía el curso hablaba sobre todo del trauma. Esto sucedió hace más de veinte años y tampoco es que recuerde el seminario punto por punto, pero me quedé muy impactada por cómo explicaban la utilización de la escritura expresiva en entornos hospitalarios o clínicos. Cómo la escritura expresiva ayudaba a personas que habían sufrido maltrato, abuso, acoso y otras situaciones traumáticas, o a personas que estaban atravesando situaciones de extremo estrés, así como a enfermos terminales. Fueron solo unas pocas sesiones, pero a mí me ayudaron muchísimo.

Cuando regresé a España, en algunas ocasiones yo impartía talleres de escritura y, como no era psicóloga, los vendía como talleres de escritura creativa, pero la verdad es que aplicaba muchas de las técnicas que había aprendido en McGill. Y seguía leyendo todo lo que caía en mis manos sobre escritura expresiva.

A los cincuenta años decidí iniciar la carrera de Psicología con la intención de impartir todos estos talleres desde un punto de vista más serio. Ingenua de mí, yo creía que lo de estudiar Psicología iba a ser un paseo, porque siempre se me había dado muy bien estudiar. De hecho, me había licenciado en otras dos carreras sin mucho esfuerzo. Y cometí el error que muchísimas personas cometen, que es el de confundir la psicología con los libros de autoayuda o con los artículos de divulgación que aparecen en revistas femeninas, o que a veces leemos en publicaciones de psicología dirigidas a personas no profesionales. Artículos que se dirigen en general a personas que no sufren un problema clínico grave.

Lo que me encontré fue una carrera que básicamente trataba de ciencia. Psicobiología, estadística, tratamiento de datos, genética, fisiología... Para añadir más leña al fuego decidí escoger la optativa de neuropsicología. Esto es, ciencias puras. Me resultó enormemente difícil acabar la carrera, pero lo cierto es que finalicé las prácticas con una matrícula de honor. Lo de la matrícula de honor lo dejo caer en cuanto tengo ocasión. En parte porque estoy enormemente orgullosa y en parte porque tengo cierto síndrome de la impostora que hace que no me crea mucho lo buena que soy y ande muy necesitada de validación externa. Muy probablemente, tú te identificas con este último problema.

El enfoque en la neurociencia me ayudó a entender por qué la escritura expresiva funciona. De todo esto hablaré en el segundo capítulo.

Cuando por fin acabé la carrera pude decir claramente que mis cursos se orientaban a tratar situaciones como la falta de autoestima, el estrés o las relaciones tóxicas a través de ejercicios de escritura. Y no a ayudarte a escribir de forma literaria, aunque, obviamente, un efecto colateral de estos talleres es que finalmente escribes mejor y que te sea mucho más fácil aprender a describir situaciones y personajes, lograr que los demás las entiendan y, sobre todo, conseguir el que, en mi opinión, es el objetivo primordial de la literatura: transmitir, convencer y conmover.

Llevo impartiendo talleres de escritura unos veinte años. Calculo que habrán pasado por ellos unas dos mil mujeres. Hablo de mujeres porque las mujeres constituyen el noventa por ciento de los asistentes a mis talleres. Por supuesto que en alguna ocasión aparecen hombres —y ojalá después de que este libro se publique aparezcan todavía más— pero existe un sesgo social según el cual los hombres no se fían de los cursos impartidos por mujeres. Como decía Sandro Giacobbe, "Lo siento mucho, la vida es así, no la he inventado yo".

Digamos que, en veinte años de cursos y tras haber hablado con unas dos mil mujeres, mi conclusión es que casi todas esas mujeres atravesaban por situaciones que ya había atravesado yo. Llegaban mujeres que habían sobrevivido a abusos sexuales (calculo que el 20 o 25% de las asistentes), a acoso escolar (quizás el 30%), a relaciones tóxicas o de maltrato (más o menos el 70%), o a familias narcisistas, tóxicas o invalidantes (el 80%). En muchas ocasiones habían vivido todas esas situaciones. Todas.

Mujeres que cerraban los ojos porque no querían ver lo que pasaba, mujeres a las que la escritura les enseñaba a ver, en aquella oscuridad, la luz última que sobrevive en el interior de cada una de nosotras, la luz de la conciencia que les ayudaba a abrir los ojos, a resistir, a luchar. Y yo sentía ganas de decirles: "Aguanta, te salvaremos las supervivientes". Porque eso era lo que acabábamos creando: una cadena de supervivientes en las que cada a una de las que había salido ayudaba a salir a otras.

Porque digamos que su vida era una especie de juego de la oca: cada casilla la lanzaba a otra. Si provienes de una familia disfuncional, es lógico que haya un predador en la familia. Si eres una niña deprimida, es probable que en el colegio te vean como la rara y te acosen. Y si desde pequeña has interiorizado que es normal que no te respeten, de mayor no sabrás poner límites o huir de las relaciones abusivas. Es común que cuando alguien ha sido acosada o maltratada de niña interiorice un esquema de autopunición. Es decir, que crea que merece que le traten así y, de una forma inconsciente, vuelva a meterse en relaciones parecidas, porque no sabe poner límites a las personas tóxicas.

Estas situaciones resonaban mucho en mí, eran las que yo ya había narrado en mis novelas, y por eso precisamente estas mujeres venían a mis cursos.

"Pero, Lucía", —me preguntarás en silencio, porque sabes que me estás leyendo y no puedo escucharte— "¿acaso nunca llegaron mujeres felices a tus cursos?".

Pues claro que sí. Llegaron mujeres felices y muy contentas con su vida y que habían superado todas esas situaciones, o alguna de ellas. Pero, en cierto modo, les quedaba en vete tú a saber qué remota parte de su cabeza un dolor que no sabían resolver. Y en muchos aspectos de su vida las situaciones que habían atravesado todavía las condicionaban.

Muchas de estas mujeres no se atrevían a tener relaciones amorosas o sexuales, porque habían sido muy dañadas en relaciones anteriores. Otras consumían drogas. Otras aguantaban en entornos laborales en los que se las explotaba despiadadamente, pues de alguna forma creían que no merecían aspirar a un trato mejor. Otras más sobrellevaban como buenamente podían maltratos y desprecios por parte de sus parejas, de su familia política, o de su familia de origen, también porque de alguna manera creían que no merecían algo mejor.

Pero vuelvo a repetir que, en general, se trataba de mujeres con vidas aparentemente muy felices y funcionales. Mujeres de esas que te dirían que "Mi vida sería perfecta si no fuera porque mi suegra es insoportable". O que repetían frases en las que se notaba que se esforzaban por aparentar una serenidad, una paz, una cierta alegría que en realidad no sentían: "Estoy contenta con mi vida excepto por mi trabajo, porque a mi jefe no hay quien le aguante", "Mi matrimonio está bien aunque discutimos mucho, pero bueno, todas las parejas discuten ¿no?", "Le doy muchas vueltas a que me gustaría divorciarme, pero supongo que todas las personas casadas fantasean alguna vez con vivir libres y solteras", "Vale, mi vida no es perfecta, pero ninguna vida lo es".

Por supuesto que ninguna vida es perfecta. Entre otras cosas porque nadie sabe realmente cómo es una vida perfecta. Por lo tanto ¿cómo íbamos a poder imaginar una si nunca la hemos visto? La vida perfecta es como un unicornio: nos han contado que existe, pero nunca hemos tenido una cerca. Yo no espero que tú tengas una vida perfecta que yo tampoco tengo.

En la formación que recibes cuando estudias psicología, en determinadas asignaturas se te dice que debes mantener un perfil bajo y que no debes hablar de tus propias experiencias, que debes mantener una posición neutra. Tras mucha reflexión, yo decidí no hacerlo y, en muchas ocasiones, compartí en privado experiencias con las mujeres y hombres que venían a mis talleres. Sentía, y siento, que si yo podía lanzar un cabo a estas personas que se estaban ahogando en un mar de dudas y de penas, no era solo porque yo tuviera carreras y hubiera recibido una formación tanto en psicología como en escritura terapéutica. La razón principal por la que podía ayudar era porque, en la mayoría de los casos, yo estuve allí y ya he salido. No les podía sacar a rastras, pero podía indicarles desde dónde llegaba la luz para que ellas mismas iniciaran el camino de salida. Y, en muchos casos, el hecho de que ellas supieran que yo ya estaba fuera servía para que adquirieran la certeza de que la salida existía. Y de que encontrarla es mucho más fácil de lo que en general pensamos que es.

Pero sí que creo que todas y cada una de nosotras y todos y cada uno de nosotros podemos aspirar a llevar una vida serena y razonablemente feliz. Podemos aspirar a relaciones personales libres, plenas y sanas. Podemos aspirar a tener un trabajo que nos guste, en el que nos paguen lo que merecemos y en el que no odiemos o temamos a nuestro jefe o a nuestros compañeros de trabajo. Podemos aspirar a no tener que escuchar desprecios y humillaciones por parte de nuestras familias de origen o de nuestras familias políticas.

En resumidas cuentas: Podemos y debemos aspirar a la vida que nos merecemos.

La mayoría de las mujeres que venían a mis cursos tenían una vida muy funcional. Buenos trabajos en los que eran respetadas y matrimonios muy felices de puertas para afuera. Vidas con todo el paquete: la casa bien montada, los dos coches, la pareja de hijos que iban un buen colegio, e incluso el perro. Muchas eran lesbianas o algunas estaban divorciadas, pero en general siempre se trataba de un esquema parecido. En su mayor parte he trabajado con textos de mujeres profesionales y cultas, que leían mucho. Y desde fuera nunca hubieras podido imaginar que había otra cara de su vida que no mostraban a nadie y que aparecía en los talleres. He conocido adictas al sexo, a la comida, a la cocaína, a cortarse... También a personas que sufrían de ansiedad o depresión crónica, supervivientes de abuso o de maltrato. Algunas de ellas muy jóvenes, menores.

Y, por supuesto, he leído y he escuchado a hombres y a mujeres que no sufrían ninguna adicción ni ninguna patología diagnosticada, que ni se cortaban, ni comían de más o de menos, ni habían sufrido abuso, acoso o maltrato, pero que a pesar de todo se sentían extraños en un mundo que promueve una felicidad de gominola, una felicidad que les resultaba profundamente ajena.

Personas que eran capaces de ser felices, por supuesto, pero felices a ratos. Porque en la oscuridad, antes de dormir, justo cuando cerraban los ojos, se encontraban con imágenes intrusivas que creían desterradas y que regresaban en ese espacio de duermevela que separa el sueño de la vigilia. Memorias que habían intentado ocultar bajo un manto espeso de silencio y de vergüenza tóxica.

Te hablo de gente que lo había probado todo. La terapia, el reiki, el yoga, las pastillas, el ejercicio a nivel obsesivo, el enamorarse de quien no debían. Me refiero a personas que se sentían débiles pero que eran extraordinariamente fuertes, porque de alguna manera habían arrinconado todas aquellas experiencias en algún lugar del subconsciente y se las habían arreglado para avanzar. Y para convertirse en los hombres y mujeres maravillosos que venían a mis talleres.

De todos guardo excelentes recuerdos y todos escribían muy bien.

Yo podía entenderles no porque haya estudiado psicología o porque sea escritora, sino porque habíamos vivido experiencias parecidas.

Y quiero insistir en que también hubo muchos hombres. Uno o dos en cada curso. Todos ellos inmensos lectores y personas que se acercaban a un curso así porque sentían que la escritura podía ayudarles.

Y les ayudó.

Si has llegado hasta aquí quizás sea porque te sientas un poco perdida o perdido entre la oferta editorial de *influencers*, *youtubers* y *gilipollers* varios. De gente que nos engaña vendiéndonos placer y llamándolo felicidad. Famosos, famosas y *celebrities* de todo pelaje, que hacen un enorme negocio vendiendo objetos y servicios que presuntamente nos harán felices: comida, viajes, ropa, cosméticos, gimnasios. A muchas las hemos creído y hemos confundido las pequeñas recompensas cortoplacistas con la felicidad. Nos hemos vuelto adictos. Y, al buscar el alivio inmediato, nos olvidamos de nosotros mismos.

Y, cuando el mecanismo para salir de esa insatisfacción es buscar más recompensas a corto plazo, es cuando llega la adicción, la depresión, la ansiedad, el vacío y todas esas historias que he visto escritas a lo largo de los años que llevo impartiendo talleres.

Historias que hablaban de ataques de rabia, de relaciones volátiles, de intentos de suicidio, de visitas al psicólogo, de desórdenes alimenticios, de adicciones... O de simple vacío existencial, de hastío y desencanto con la vida. Narraciones sobre familias desestructuradas, en las que se vivió violencia y un abandono temprano del hogar por parte de uno de los padres.

O a veces textos intensamente poéticos, que hablaban de un simple sentimiento de decepción y de tristeza en una vida aparentemente estructurada y normativa.

Palabras escritas por personas como tú y como yo, personas normales, funcionales, que se sentían muy tristes pero que nunca se había planteado el suicidio y que en principio venían de familias aparentemente felices.

Hombres y mujeres a los que tantas veces les habían dicho: "Pero, con todo lo que tú tienes, ¿por qué te sientes así?". Esa frase que niega que el sufrimiento es una experiencia singular, particular e interna, y que no depende de las cosas ni de las situaciones externas. Esa pregunta que rechaza que cada uno y cada una tiene derecho a sentirse triste y vacío, incluso si no viene de una familia desestructurada o no ha atravesado en la vida situaciones de las que se califican como traumáticas.

Quizá, simplemente, lo que deberíamos decir es que todos los hombres y mujeres que vinieron a mis cursos eran personas extremadamente sensibles y creativas que desde la infancia se sintieron un poco o un mucho inadaptados en un mundo que los percibía como muy diferentes. Y que sobrevivieron como pudieron, haciendo gala de una gran fuerza, pero marcados a la vez por una enorme vulnerabilidad emocional. Hombres y mujeres dotados de una gran creatividad y empatía, con una intensidad de sentimientos que a veces era difícil de llevar, pero que también les generaba espontaneidad, talento y fuerza.

Decía el psicólogo John Dewey que toda teoría psicológica es una teoría política, porque es una forma de ver el mundo y de enseñar a los demás a habitar en él. No es casualidad que la venta de ciertos libros profundamente infantilizados haya crecido precisamente con el auge del neoliberalismo. A veces tengo la impresión de que, desde el mundo de los *influencers*, el color rosa Barbie, el *brilli brilli* y la purpurina, se trabaja y plantea la felicidad como objeto de consumo, como contenido aspiracional (el que intenta captar aquello que engancha al consumidor para inducirle a gastar dinero) y no como un anhelo humano, necesario y natural.

Se afirma que el bienestar está únicamente en uno mismo, con independencia de las condiciones externas. Que no importa si tu jefe es un negrero o en tu familia política son más rancios que el tocino curado. Te dicen que con tu pensamiento positivo puedes lograr lo que quieras.

Pero eso no es cierto. Una cosa es que la necesidad de un cambio de mentalidad y valores pueda estar en la base de algunos problemas de salud mental, y otra muy distinta es fomentar el pensamiento ilusorio e irracional.

Si alguien siente rabia por la situación injusta en la que vive, orientarle para que viva sin rabia, sin dolor, sin tristeza es muy complicado. No es imposible. Pero requiere tiempo. Y por eso recurrimos a las pastillas y a la medicalización. Es más fácil. Es más rápido.

En psicoanálisis se suele decir que hablar mucho de algo indica una carencia interior. Siempre que leo esto me acuerdo de una famosa señora de la *jet set* madrileña que siempre habla de si Menganita o Zutanita «no tiene clase». Quizá la que se siente desclasada es ella, que llegó a la clase alta por vía matrimonial, y que era hija de portera.

Quizá por eso nuestra sociedad está tan obsesionada con hablar de la felicidad. Precisamente porque no la tenemos. Nos bombardean con más felicidad cuanto más difícil es –en una sociedad consumista, alienante y extremadamente competitiva– sentirse feliz.

Y empastillan y etiquetan a los que sufren, lloran y sienten rabia. A los creativos, a los disidentes, a los distintos. A los que son un poco más sensibles que la media.

Pastillita y arreando, que es gerundio.

En una sociedad en la que si hablas a Dios le estás rezando, pero si te responde tienes esquizofrenia, quizá la locura sea la única reacción sana, como decía uno de mis autores de cabecera, el psiquiatra Tomas Szasz.

La plaga de la humanidad –sigo citándole a él– es el miedo y el rechazo de la diversidad. La creencia de que solo hay una manera correcta de vivir, una sola forma de regular el derecho religioso, político, sexual, es la causa fundamental de la mayor amenaza para el ser humano: Los otros. Los miembros de su propia especie, empeñados en asegurar su salvación, seguridad y cordura.

Por eso este libro no intenta venderte felicidad.

Intenta venderte una forma rápida, sencilla y barata de conectar contigo mismo, contigo misma.

De conectar con la parte de ti más artística, más creativa y más sensible. Esa parte que indudablemente tienes, pero que durante muchos años has reprimido. O quizá simplemente te han convencido de que no la tenías. Quizá te han dicho que no se te daba bien escribir, o que no eres muy creativo o creativa. No tendría tiempo suficiente para explicar todas las veces en las que una persona llegaba a mis cursos diciendo que no escribía bien y luego se descolgaba con textos absolutamente profundos y conmovedores.

Pero no te preocupes, no necesitas escribir bien, sea lo que sea lo que eso significa.

Solo te pido que escribas, nada más. Nada menos.

La escritura no es solo un método de comunicación o una habilidad práctica que las personas deberían aprender. La escritura es en sí misma un maestro profundo que te guiará hacia una vida más serena, más plena y focalizada en un propósito.

Como escritora profesional que soy (y relativamente reconocida), lo que he llegado a comprender sobre el poder de la escritura es que el proceso creativo es su propio maestro: un proceso multidimensional. El proceso creativo es a la vez un catalizador de cambio y aprendizaje, que abarca la autoconciencia y el crecimiento personal.

El acto de escribir funciona como un tamiz, que separa miedos, preocupaciones e inseguridades externas que nos hemos adherido como etiquetas, pero que en realidad son extraños a nuestro verdadero ser. Escribir nos obliga a cumplir con el deber de confrontarlos, de comprenderlos y, en última instancia, de superarlos.

Cuando te comprometes con el saludable hábito de enfrentar tus miedos y preocupaciones, cuando puedes volcarlos en el papel, es cuando puedes verlos desde fuera como lo que son: algo ajeno a ti, algo que se ha creado pero que no forma parte de quién eres en realidad, algo que no es tuyo y que, por lo tanto, puedes eliminar de tu vida si quieres. Y lo que queda es confianza, verdad y, si quieres utilizar una palabra muy de moda pero un poco cursi, esencia.

Al fin y al cabo, como dijo Aristóteles, el objetivo del arte no es representar la apariencia exterior de las cosas, sino su significado interior.

QUÉ ES LA ESCRITURA EXPRESIVA

Quizás has llegado a este libro buscando escritura terapéutica. Bueno, ya te voy avisando: lo que te vas a encontrar no es exactamente escritura terapéutica.

La escritura terapéutica es un tipo de escritura que se basa sobre todo en el psicoanálisis y que te lleva a indagar sobre experiencias de tu pasado.

El psicoanálisis no es una ciencia, sino más bien una filosofía, de forma que no se pretende que te prueben de alguna manera que esos ejercicios funcionan. De hecho, la escritura terapéutica está muy relacionada con la escritura literaria, y la literatura es absolutamente subjetiva. Por lo tanto, nadie espera que, de alguna forma racional, mensurable y tangible, alguien pueda explicarte por qué la literatura es buena para ti. Paradójicamente, solo te lo pueden explicar con argumentos literarios.

La escritura expresiva no surge del psicoanálisis, sino que parte de la psicología social. El profesor americano James Pennebaker empezó a experimentar con ejercicios de escritura porque partía de la base de que en Estados Unidos no hay sanidad pública. La persona que quiere terapia tiene que pagarla, y es cara. Y esto dejaba abandonados a su suerte a muchos grupos sociales.

Pennebaker se dio cuenta de que las intervenciones con escritura eran baratas, rápidas y eficientes, y por lo tanto propuso intervenciones con escritura para cubrir un servicio social y proporcionar algún tipo de asistencia terapéutica a quienes no estaban en condiciones de afrontar una terapia tradicional.

La diferencia entre la escritura terapéutica, que deviene del psicoanálisis, y la escritura expresiva, que nace en la psicología social, es que la escritura expresiva se ha sometido a diferentes estudios longitudinales y transversales para demostrar su eficacia. Al fin y al cabo ¿qué sentido tiene proponer una intervención social si no puedes probar que esa intervención efectivamente funciona?

Los estudios longitudinales son aquellos que se hacen a lo largo del tiempo. Por ejemplo, imagina que yo hago una intervención con escritura expresiva en un grupo y al cabo de dos meses vuelvo a hacer una serie de pruebas para demostrar que los efectos de la intervención efectivamente han funcionado. Ese sería un estudio longitudinal.

Un estudio transversal se conduce en un periodo de tiempo determinado. Un estudio longitudinal requiere que un investigador observe a los participantes en diferentes intervalos de tiempo. Los estudios transversales no pueden ofrecer a los investigadores una relación de causa y efecto, pero sí que pueden hacerse en diferentes puntos del espacio. Por ejemplo, si yo hago la misma intervención en Japón, en Estados Unidos, en España y en Katmandú, podré demostrar que no es que la escritura expresiva funcione exclusivamente en contextos occidentales, sino que es una herramienta universal que reporta beneficios a cualquier tipo de persona. Ese sería un estudio transversal.

También el tipo de ejercicios que se hacen con escritura expresiva son mucho más pautados y normativizados que los que se hacen con escritura terapéutica.

La escritura terapéutica se define como un conjunto de ejercicios de terapia en los que una persona escribe los pensamientos o emociones que no puede expresar de manera verbal. Es decir, que se refiere sobre todo a la liberación de emociones. Por su parte, la escritura expresiva se refiere más bien a intervenciones en contextos sociales.

La escritura expresiva busca resultados mientras que la escritura terapéutica se refiere más bien a la expresión de las emociones, y se plantea como complemento de una terapia.

Se han hecho también muchos estudios de escritura expresiva relacionándolos con la neurociencia, y se ha demostrado que la escritura expresiva sobre eventos negativos del pasado conduce a una gran cantidad de resultados positivos.

Resumiendo, y a riesgo de repetirme, y aunque quede redundante, por si acaso a estas alturas sigues sin ver bien la diferencia:

Simplificando mucho diremos que la escritura terapéutica se basa en el psicoanálisis y lo que pretende es que liberes emociones. Parte de una propuesta más filosófica y literaria que científica.

La escritura expresiva, por su parte, pretende ofrecer una herramienta útil para hacer intervenciones sociales en personas que no puedan pagar una terapia, y parte de una perspectiva científica.

En los contextos de escritura terapéutica no se exige a nadie que compruebe que efectivamente ha habido resultados, y en los contextos de escritura expresiva se miden los resultados.

Pero, básicamente, lo que se pretende en ambos contextos es que el participante escriba. Por eso a veces es muy difícil diferenciar la escritura expresiva de la escritura terapéutica y verás que en ocasiones se utilizan los mismos ejercicios.

ESCRITURA EXPRESIVA Y NEUROCIENCIA

Escribir mejora la memoria, el razonamiento, la planificación de metas, la toma de decisiones o la capacidad de reflexionar antes de acometer una tarea

En un experimento conducido por la doctora DiMenichi, en 2019, se comparó la actividad cerebral en un grupo que había participado en escritura expresiva versus un grupo de control, durante la realización de una tarea de aprendizaje de palabras de pares asociados. Y se descubrió que, en todos los grupos, la activación diferencial en el cuerpo estriado dorsal predijo significativamente una mejor memoria posterior.

Te traduzco: el cuerpo estriado dorsal tiene que ver con las funciones ejecutivas, las que hacen referencia a la capacidad de llevar a cabo procesos mentales complejos. Por lo tanto, escribir siempre redunda en una mejora de esas funciones.

Escribir mejora tu inteligencia

El grupo que hizo tareas de escritura expresiva mostró una mayor activación en relación con el grupo de control durante la tarea de aprendizaje en la corteza cingulada media (CCM), un área del cerebro crucial para procesar las emociones negativas. DiMenichi concluyó que en el grupo de personas que realizaron tareas de escritura expresiva pudo haber un resultado tangible en cambios en la activación neuronal durante el procesamiento de las tareas.

¿Y qué es la activación neuronal? Pues, resumiendo y simplificando mucho, la que activa a la neurona para que se comunique con otras neuronas. Y la que te permite, por tanto, elaborar patrones de pensamiento complejos.

Escribir reduce el estrés e incrementa la concentración

Existe cierta evidencia de que las tareas de escritura expresiva conducen a reducciones en la respuesta fisiológica al estrés (DiMenichi *et al.*, 2018). Algunos autores han postulado que la escritura expresiva libera la carga cognitiva para concentrarse mejor en una tarea (Klein y Boals, 2001; Ramírez y Beilock, 2011).

Escribir puede mejorar tu estado de ánimo

Sin embargo, hay poca evidencia empírica sobre cómo se relaciona la escritura expresiva con el procesamiento cognitivo en el cerebro, así como con otras redes cerebrales vitales para la cognición.

DiMenichi demostró que la escritura expresiva induce cambios en la activación del cuerpo estriado, un área del cerebro asociada principalmente con el procesamiento de la información afectiva (Delgado *et al.*, 2000, 2003), y que mejora el aprendizaje (Tricomi y Fiez, 2012; DePasque y Tricomi, 2015; Lempert y Tricomi, 2016).

Demostró también que los participantes en tareas de escritura expresiva mostraron activación en el cuerpo estriado cuando los participantes vieron comentarios positivos sobre la tarea en comparación con comentarios negativos. Este hallazgo replicó trabajos anteriores que sugieren que el cuerpo estriado tiene un papel esencial en la retroalimentación afectiva (Tricomi y Fiez, 2012; DePasque Swanson y Tricomi, 2014; Lempert y Tricomi, 2016).

Escribir te ayuda a procesar las emociones negativas y a relativizarlas

Además, al examinar las diferencias entre los dos grupos de escritura, DiMenichi encontró en los participantes a los que se les asignaron tareas de escritura expresiva una mayor activación en el MCC, el córtex medio cingulado, en comparación con los sujetos del grupo de control, quienes en promedio mostraron disminuciones en la activación de base.

¿Y esto que quiere decir? Bueno, DiMenichi concluyó que las tareas de escritura expresiva pueden haber provocado aumentos en el procesamiento cerebral que se lleva a cabo en la corteza cingulada, un área que ha sido implicada en el procesamiento de las emociones negativas (Maddock *et al.*, 2003; Shackman *et al.*, 2011). Es decir, que la escritura ayudaba a procesar esas emociones.

Escribir te ayuda a superar la tristeza, la ansiedad y la sensación de vacío

Mientras que la amígdala (hablo de la región cerebral, no de las amígdalas de la garganta) está muy involucrada en el procesamiento de emociones negativas relacionadas con la vigilancia, como el miedo (Hamann *et al.*, 2002), la corteza cingulada tiende a estar más involucrada en el procesamiento de emociones negativas y experiencias de afecto negativo (Shackman *et al.*, 2011). Pero ojo, la amígdala no mostró activación diferencial entre los grupos en nuestro estudio, lo que indica, de nuevo, que las tareas de escritura expresiva ayudaban a los participantes a procesar emociones negativas.

Escribir tiene efectos beneficiosos no solo para quienes han pasado por experiencias muy negativas, como un trauma, sino para casi cualquier persona

Además, la región anterior de la corteza cingulada (ACC) está implicada en la detección de errores de procesamiento, mientras que se informa que el MCC desempeña un papel vital en la gestión de información relacionada con las emociones negativas (Maddock *et al.*, 2003). Esta región también tiende a ser más activa mientras un individuo experimenta dolor físico (Shackman *et al.*, 2011).

¿Y esto qué quiere decir? Pues de nuevo confirma que escribir te ayuda a procesar y sobrellevar las emociones negativas.

Gran parte del trabajo sobre los beneficios de la escritura expresiva se ha centrado en demostrar cómo escribir sobre experiencias muy negativas, como el trauma, proporciona beneficios emocionales (Pennebaker *et al.*, 1988; Harber y Pennebaker, 1992; Lepore y Smyth, 2002; Smyth *et al.*, 2008).

Escribir también ayuda a procesar y superar eventos y emociones negativos que no son precisamente traumáticos y que se experimentan de manera más universal. Situaciones por las que todos, quien más, quien menos, hemos pasado alguna vez, como la ansiedad ante los exámenes o el fracaso en una relación o un trabajo, (Klein y Boals, 2001; Ramírez y Beilock, 2011; DiMenichi y Richmond, 2015; DiMenichi *et al.*, 2018).

Los resultados muestran que la escritura expresiva conduce a diferencias en los procesos neuronales durante tareas cognitivas similares a las que se encuentran en entornos escolares, como las tareas de memoria.

Recapitulemos.

¿En qué te pueden ayudar los ejercicios de escritura expresiva?

- Para activar la memoria, el aprendizaje y la capacidad de concentración y comprensión.
- Para mejorar las tareas de aprendizaje, pues activa el procesamiento neuronal.
- Para superar la tristeza, la ansiedad y la sensación de vacío.
- Para procesar las emociones negativas y a relativizarlas.
- Para reducir el estrés.
- Para mejorar la concentración.
- Y para sentirte mejor contigo misma o contigo mismo.

QUÉ PUEDES ESPERAR

Los ejercicios que contiene este libro suponen una especie de yincana en la que vas pasando de una prueba a otra. Y lo que pretende es que al final de todos los ejercicios haya un resultado tangible, un efecto claro y un beneficio evidente.

Este proceso está pensado para que después de treinta días tengas las cosas más claras y te encuentres mejor.

No está pensado para modificar radicalmente tu vida, ni para que encuentres una felicidad de arcoíris y unicornios. No te garantizo que vayas a encontrar el amor de tu vida, ni un trabajo que te va a proporcionar pingües beneficios. Sí que creo que aprenderás a quererte más a ti misma y a preocuparte menos por el dinero. Te centrarás más en tu interior y menos en el exterior.

Los ejercicios no cambiarán tu vida radicalmente si tienes un trastorno serio. Si padeces un trastorno diagnosticado, obviamente deberías acudir a un psicólogo clínico. Pero no hay duda de que estos ejercicios pueden ayudarte y pueden ser un complemento efectivo a tu terapia, sea esta cognitivo conductual o cualquier otro tipo de terapia válido. Tomes o no tomes medicación.

Mi intención es que, cuando superes los treinta ejercicios, compruebes que ha habido un beneficio sustancial en tu vida, en tu forma de ver el mundo, en tu forma de verte a ti mismo o a ti misma y en tu forma de diseñar estrategias para lidiar con sentimientos de vacío, abandono o tristeza.

¿Quiero mejorar tu vida? Sí, por supuesto.

¿Creo que puedo hacerlo? También.

Pero hay un famoso chiste que se usa entre psicólogos y que habla de cuántos psicólogos se necesitan para cambiar una bombilla. Uno, si la bombilla quiere cambiar.

El cambio depende de ti y está dentro de ti.

Ojalá que cuando hayas acabado todos los ejercicios descubras que:

- No es necesario estar siempre buscando la aceptación y la validación de los demás y que, sobre todo, hay que aceptarse a uno mismo o a una misma.
- Antes que fijarse en las vidas de otros o envidiarlas hay que aprender a construir una vida a nuestra medida, en función de nuestras necesidades y de nuestra personalidad.
- Más vale dejar de buscar felicidad en cuestiones externas, como el éxito social, el dinero o los bienes materiales, porque hay que buscar la serenidad dentro de una misma.
- Antes de intentar cambiar a las personas que nos dañan o incomodan debemos reflexionar acerca de qué resortes activan para afectarnos así y si nos interesa mantener o no a esas personas en nuestra esfera íntima.
- Es más productivo aprender a celebrar nuestros propios logros que buscar desesperadamente el reconocimiento de otros.
- Es más útil escucharnos a nosotras mismas que llenar nuestra vida de estímulos.
- Siempre es mejor indagar en las causas de nuestro dolor antes que recurrir a medicación que quizá no necesitemos.

- Hay que prestar mucha más atención a lo que está pasando en nuestra propia vida en lugar de intentar desviarla centrando el foco en el exterior, en el mundo de la política o de las *celebrities*.
- No tiene sentido pedirle a la pareja que se adapte a nuestras necesidades cuando no hemos aprendido a identificar bien esas necesidades y no hemos intentado llenar nuestras propias carencias afectivas, para ser capaces de entregar amor sin ansiedad y de recibirlo sin exigencias.
- Antes de aceptar la visión del mundo que otros nos imponen tenemos que aprender a explorar, diseñar y construir nuestra propia vida.
- Vivir la vida que otros han decidido para nosotros solo nos conduce al vacío y a la frustración. Tenemos que decidir nosotros y nosotras sobre nuestro camino y nuestras metas.

Si consigo que seas consciente de todo esto cuando acabes los ejercicios, habré conseguido mi objetivo.

Y tú habrás iniciado tu proceso de cambio.

ANTES DE EMPEZAR, ¿QUÉ VAS A NECESITAR?

1. UN CUADERNO

Este cuaderno lo vas a utilizar única y exclusivamente para este propósito.

Intenta que sea bonito y que te guste. No uses un cuaderno de esos de anillas, que a menudo acaban arrugados y rotos. Intenta también que sea fácil escribir en él. Un cuaderno muy pequeño dificulta la escritura, recuérdalo. Y uno muy grande es complicado de llevar en el bolso, así que encuentra uno de un tamaño intermedio, como el de un libro. Estaría bien que tuviera las tapas duras y que fuera de un color que te guste.

2. UN BOLÍGRAFO O UN ROTULADOR

Yo siempre uso bolígrafos de gel, porque me es más fácil escribir con ellos. Tú también tendrás un tipo favorito. Utiliza precisamente ese. Busca un bolígrafo resistente, de buena calidad, que no se vaya a romper o a gastar en un mes. Y escribe en un color que te guste. No uses tinta roja, porque es demasiado agresiva. Es importante que escribas siempre a mano y con el mismo bolígrafo.

3. UN MOMENTO DEL DÍA SOLO PARA TI

Escoge una hora del día en la que sepas que vas a poder hacer tu ejercicio. Algunas personas se despiertan muy pronto para hacerlo. Otras escriben justo antes de dormir. Es importante que lo hagas siempre a la misma hora.

4. UN RINCÓN

Escoge un lugar que sea tu rincón para escribir y en el que puedas colocar objetos que te inspiren. Cuarzos, incienso, imágenes bonitas. A poder ser que esté cerca de una ventana, para que entre la luz natural directa.

¿Por qué te pido los cuatro puntos anteriores?

Porque es fundamental que crees un ritual merced al cual, en cuanto te sientes frente a tu cuaderno, se te active la respuesta de escribir. Los seres vivos funcionamos por estímulos y respuestas. Mis perras, por ejemplo, se activan en cuanto ven que me acerco al sitio donde están las correas y las llaves. Ya pueden estar dormidísimas, que cuando me acerco a ese mueble saben que van a salir y saltan como impulsadas por un resorte.

Quizás a ti también te sucede que, cuando pasas cerca por cierto bar en el que has vivido situaciones muy agradables, te entran unas ganas irrefrenables de entrar y tomar una caña. O, si siempre compras el pan en la misma panadería de tu barrio, en cuanto camines cerca de ese establecimiento y percibas el olor a pan caliente, te apetecerá entrar.

Hay una franquicia de objetos de regalo de cuyo nombre no es que no quiera acordarme: me acuerdo perfectamente, pero no quiero hacer publicidad. Esta cadena de tiendas usa un ambientador que desprende un aroma muy particular que solo se huele en sus establecimientos. De forma que, si alguna vez has entrado y has comprado un objeto bonito, en cuanto pasees cerca de la tienda y te llegue la fragancia desde la puerta siempre abierta del local, vas a sentirte impulsada a entrar y comprar otra cosa. El ambientador que usan se fabrica exclusivamente para esa marca de forma que no puedas asociar el olor con ninguna otra situación

Por lo tanto, si cada día a la misma hora te encuentras en el mismo lugar, con el mismo cuaderno, el mismo bolígrafo e incluso el mismo olor, eso te activará una respuesta. Te habrás acostumbrado a que todos esos estímulos eliciten una acción, que es el acto mismo de escribir.

Muchas mujeres me cuentan que no tienen un sitio en casa que pueda considerarse suyo. Comparten la habitación con una pareja y se trata de un dormitorio muy pequeño. La cocina es un trajín de gente, lo mismo que el salón, y los cuartos de sus hijos no invitan precisamente a la calma y la meditación. No encuentran un sitio donde ponerse a escribir. Muchas lo resuelven despertándose muy pronto y haciendo los ejercicios a primera hora de la mañana, antes de que se despierten las demás personas de la casa.

Otras me cuentan que no pueden dedicar ni siquiera esos veinte minutos o media hora diaria a sí mismas, porque no les da la vida entre su trabajo fuera de casa, más cuidar de sus hijos, más hacer cenas y organizar baños. Estas mujeres tienen un enorme problema: han antepuesto las necesidades de los demás a las suyas propias y se han convertido en las esclavas de una familia. Si te ves en esa situación, te recomiendo que te sientes con tu familia y plantees un cambio de dinámicas, porque algo no está bien organizado en tu hogar. Y si continúas así, dentro de unos años tendrás estrés crónico y estarás agotada. Y no te lo mereces. Te mereces cuidarte a ti misma.

5. ESCRIBE DURANTE VEINTE O VEINTICINCO MINUTOS A MANO

Y cuando hayan acabado esos veinte o veinticinco minutos, corta y para. Es importante que frenes, porque, si no, puedes entrar en una rumiación obsesiva en la que te pones a escribir sin parar. Escribe todo lo que se te venga a la cabeza sobre el tema que se te ha pedido. Nadie va a leer lo que escribes, así que no te preocupes de si está bien o mal escrito.

6. RELEE

Al día siguiente, cuando hayan pasado veinticuatro horas, relee lo que has escrito. Te ayudará con tu siguiente tarea.

7. ESCRIBE A DIARIO

Este programa de treinta días funciona tanto mejor si escribes todos los días y finalmente consigues un hábito de escribir. La mayoría de las personas que completan el programa lo continúan después, porque ya han adquirido un hábito de escritura diaria. Si hay un día en el que no haces tus ejercicios, no dejes de seguir por eso. Si te saltas un día o dos, no pasa nada... ¡Sigue adelante! Es como la gente que se propone ir al gimnasio todos los días o seguir una dieta. Sabemos que antes o después se va a saltar el régimen, o que un día se quedará en su casa. Nadie es perfecto, nadie es tan espartano. Pero lo importante, repito, es que cojas el hábito.

Cada uno tenemos muy claro que creemos saber muy bien quiénes somos. Y, sin embargo, la mayoría de las personas albergan percepciones completamente distorsionadas acerca de quiénes son y de cómo las ven los demás.

A lo largo de mis talleres me he encontrado con mujeres bellísimas que venían con complejos absurdos. "Tengo que perder cinco kilos, me gustaría operarme la nariz, siempre llevo tacones porque me siento bajita...". Y hablo de mujeres, en este caso, porque nunca se presentaron hombres con complejos físicos, aunque no dudo de que existan. Es más, sé que existen.

He conocido infinidad de hombres y mujeres con enormes dudas sobre sus capacidades: "No sirvo para nada, me siento una inútil, jamás lograré sacar esa oposición, no tengo fuerza de voluntad, en el trabajo me pisotean porque no soy lo suficientemente fuerte...". Recuerdo en particular a una mujer que decía que le faltaba capacidad de trabajo y esfuerzo. Pero estaba pluriempleada, y trabajaba en la sanidad pública por la mañana y en una consulta privada por la tarde. Simplemente era incapaz de valorar lo mucho que se esforzaba y trabajaba.

No hablemos ya de personas que se culpan por cosas que no han hecho o que sienten vergüenza por algo que deberían sentir otros. Madres que se sienten culpables por no saber atender bien a sus hijos y sin embargo tienen hijos sanos, felices y que sacan buenas notas. Hombres y mujeres que viven acosados por familiares parasitarios que subsisten gracias al dinero que les sacan a ellos, en una especie de extorsión sentimental, y que siguen pagando a su parentela porque se sienten en deuda por todo tipo de razones más o menos absurdas. O la mayoría de las víctimas de abuso sexual, que se sienten avergonzadas de lo que pasó cuando en realidad la vergüenza la debería sentir el hombre que abusó de ellas. Todas estas personas se ven a sí mismas como algo que no son: imperfectas, defectuosas, ingratas.

¿Por qué eran incapaces de verse como las veía yo?

Primero, hablemos de lo que es la identidad. La formación de la identidad se construye alrededor de la existencia de cada persona como individuo. Como un ser separado de los demás. Único e irrepetible. Podemos entender la identidad como la parte del concepto de uno mismo, una autopercepción que facilita a la persona un aspecto unificado de su yo personal y social.

Tu sentido de la identidad te permite tomar conciencia de quién eres y de qué lugar ocupas en el mundo y, a partir de ese lugar, te facilita o no tu relación con los demás (McAdams, 1995). Es la reflexividad (el proceso por el cual una persona es capaz de tratarse a sí misma como si se estuviera viendo desde fuera), lo que da fundamento al *self* (al sentido del yo).

Pero la identidad también se construye en base a la mirada de los demás. Fernando Savater afirmaba que la mirada del otro "nos saca de nuestra insignificancia natural para hacernos humanamente significativos". Es decir, que no podemos construir la identidad por nosotros mismos, sino que necesitamos relacionarnos con otros para crear una idea de quién somos (Lagarde, 1998). El problema es que, a veces, estas personas tan importantes –como pueden ser padres, madres, profesores, familiares, grupos de amigos, compañeros de trabajo o parejas– pueden alterar la imagen que tenemos de nosotros mismos.

Te pongo un ejemplo: Adela era una chica que se sentía triste y desanimada. Había suspendido una oposición en la que había depositado muchas esperanzas. Su madre le decía que era porque no se había esforzado lo suficiente, porque desde pequeña se pasaba el día pensando en las musarañas, porque era indolente y perezosa. Adela llevaba escuchando la misma cantinela toda la vida: que era una vaga.

Porque su hermano sacaba siempre excelentes calificaciones y ella no. Pues bien, después de un estudio exhaustivo, su psicólogo descubrió que Adela sufría un tipo de dislexia. No solo no era "una vaga", sino que era increíblemente trabajadora, y por eso había conseguido aprobar el bachillerato a pesar de su problema. Como ves, el sentido de la propia identidad de Adela venía condicionado por lo que le habían dicho en su entorno, y Adela no podía percibirse a sí misma de una manera más ajustada y sana.

Así que, vamos al primer ejercicio.

> Consiste en lo siguiente:
>
> Piensa en una persona a la que quieras o admires.
>
> ¿La tienes?
>
> Ahora tienes que escribir todo lo bueno que se te ocurra de ella.
>
> Por ejemplo: "Siempre está de buen humor, es muy generosa, cuando llega a los sitios enseguida habla con cualquiera, aunque no le conozca, es buena con los niños y los perros...".
>
> Lo que se te ocurra. Lo primero que se te venga a la cabeza.
>
> Escribe durante veinte minutos sin interrupción. En escritura automática.
>
> Muy importante: aquí no se trata de escribir bien y bonito. De hecho, en muchos cursos veo personas que se empeñan en meter cosas graciosas, o metáforas o florituras, y no hacen otra cosa que hundir el ejercicio. En primer lugar, no queda sincero y, en segundo lugar, no sirve para lo que estamos buscando.
>
> Lo que estamos buscando es analizar lo que has escrito y extraer una conclusión.
>
> Muy importante también. Tras escribir el texto déjalo en barbecho. No lo revises ni corrijas, olvídate de él. Luego, por la noche, o dentro de unas horas, vuelve a mirarlo y haz lo siguiente:

1. Si ves que se puede sustituir una coma por un punto, usa un punto. Elimina las comas innecesarias. Cualquier cosa que pueda sustituirse por un punto, es un punto.
2. Si has puesto puntos suspensivos (estos: ...) elimínalos. Pon un punto.
3. Si has usado ordinales (por ejemplo: "María tiene 15 años"), sustitúyelos por el número escrito en letra: "María tiene quince años".
4. ¿Has puesto comillas? Elimínalas.
5. Si ves que no has cortado el texto en párrafos, córtalo en párrafos. No hagas un texto larguísimo, no escribas un mazacote. Ve cortando. En general, lo que te aconsejo es que cortes cada diez líneas y pongas un punto y aparte. Pero en realidad lo que se busca es que pongas un punto y aparte cada vez que creas que estás empezando a hablar de otra cosa dentro del texto.

¿POR QUÉ TE PIDO TODO LO ANTERIOR?

Porque estamos buscando un texto muy neutro y limpio.

Repito: No estamos buscando un texto escrito de manera muy literaria o graciosa. No buscas impresionar a nadie. Estamos buscando un texto sincero y honesto, que te obligue a reflexionar sobre qué es lo que te gusta o lo que admiras de esa persona. Cómo esa persona contribuye a hacer tu vida más feliz.

IDENTIDAD, SEGUNDA PARTE

DUDAS QUE SUELEN APARECER

Antes de hacer que empieces a escribir, quiero aclarar unas dudas.

El tipo de dudas que empiezan con esta frase: ¿Es normal que...?

¿Es normal que en el ejercicio haya tardado muy poco?, ¿es normal que en el ejercicio haya tardado mucho?, ¿es normal que en el ejercicio haya aparecido mi madre?...

Empecemos por aclarar algo importante.

Lo normal no siempre es lo sano.

Hoy en día, en muchas partes del Marruecos y de la Turquía rurales, es normal que las chicas se casen por un acuerdo establecido por sus padres. Un compromiso pactado por las familias, en el que ellas no tienen ni voz ni voto. Pero no es sano.

Desgraciadamente, hoy en España es normal que chicos menores de edad comiencen a ver porno en sus teléfonos móviles a la temprana edad de once años. También es normal que haya padres que les paguen operaciones de estética a sus hijas menores de edad. Tan normal que ayer vi en TikTok a una amiga de mi hija presumiendo de que sus padres le habían pagado una operación a los diecisiete años. Se trataba de una rinoplastia de la que se puede arrepentir toda su vida, porque el rostro que tenemos a los diecisiete años no es el mismo que tendremos más adelante y porque en muchas ocasiones, a largo plazo, el tabique nasal se desplaza tras la operación y se ocasionan todo tipo de problemas respiratorios. Para colmo, era una chica bastante guapa que no necesitaba una rinoplastia para nada.

¿Es normal que haya pasado por esa operación? Tan normal como para que ella lo haya contado en TikTok emocionada.

Pero no es sano.

Muchas de nosotras estamos tan acostumbradas a depender de la opinión ajena que a cada rato nos preguntamos si lo que sentimos es normal. No pienses en eso. En los ejercicios puedes escribir lo que te dé la gana. Todo sentimiento es legítimo, incluidos la rabia y el odio. Una cosa es sentir que quieres matar a tu exnovio, que te puso cuernos con tu mejor amiga y encima te lo estuvo negando a la cara durante seis meses y diciéndote que tú estabas loca, y otra que vayas a matarlo.

Pero es perfectamente legítimo sentirlo.

Una segunda cuestión muy importante es: ¿Qué sucede si he acabado el ejercicio antes de los veinte minutos?

Pues sigue escribiendo. Escribe todo lo que se te venga a la cabeza durante veinte minutos. Incluso si te parece una estupidez, incluso si crees que estás divagando sin sentido. Esto se hace para que adquieras el hábito de escribir todos los días.

El primer día que vas al gimnasio y te dicen que hagas tres series de diez abdominales, te quieres morir a la primera serie. Al cabo de un mes estás haciendo cuatro series de quince abdominales. Con la escritura pasa lo mismo. Dentro de un mes, veinte minutos te parecerán poco.

Tercera duda que aparece a menudo: ¿Qué sucede si escribo más de veinte minutos? Excepto que creas que ha aparecido algo muy importante sobre lo que quieres escribir, detente a los veinte minutos. Es muy posible que si te pasas entres en un estado de rumiación.

Ahora pasa a analizar el primer ejercicio que has hecho. Aunque tú no lo sepas, a la hora de describir a la persona que admiras te has descrito a ti misma.

La llamada "ley del espejo" es una herramienta de autoconocimiento y desarrollo personal. Lo que admiras en los demás también dice mucho de ti.

La admiración es un sentimiento positivo, que funciona en doble dirección tanto para el que es admirado como para el que admira. La admiración como moneda de cambio en las relaciones sociales actúa como un espejo, puesto que refleja nuestro propio interior y nos proporciona información valiosa sobre nosotros mismos. Está demostrado que nos sentimos más atraídos a todos los niveles –romántico, en relaciones amistosas y a la hora de establecer acuerdos y alianzas laborales– por aquellas personas que son más afines a nosotros. De forma que cuando alguien muestra un rasgo o valor que comparte con nosotros y que consideramos relevante, reaccionamos positivamente y le admiramos.

¿No lo entiendes?

Te lo explico.

Mi hija tiene un amigo que se llama Hugo. Hugo tiene un don especial con los animales.

Cada vez que Hugo sale a la calle, los animales se le acercan como si Hugo fuera San Francisco de Asís. Mi perra, Leia, que se ha quedado ciega y en general es muy arisca, se sube al regazo de Hugo y deja que la acaricie.

Un día estaba en mi casa, sentada en el sofá, de charla con mi hija y su amiga Vero. Mi hija decía que la mejor virtud de Hugo era su don con los animales. Vero se opuso tajantemente, diciendo que era una pesadez salir con él a la calle, porque se paraba cada dos por tres a acariciar perros. Y que eso no era ningún don, sino un defecto.

Es decir, que cuando estás describiendo las virtudes de alguien, en realidad te describes a ti misma.

Si dices que alguien es muy inteligente y tiene mucha conversación y muchos temas de los que hablar, es porque tú puedes seguirle esos temas y también eres inteligente.

Si dices que alguien tiene estupendo oído musical es porque tú también tienes oído musical, y por lo tanto puedes apreciar que él lo tiene. Si no lo tuvieras, no podrías hacerlo.

Si dices que alguien sabe escuchar es porque tú te sabes comunicar y puedes mantener conversaciones largas con otra persona. Si esa persona te escucha es porque tú le has escuchado antes, ya que las conversaciones son una vía de doble dirección.

Si dices que alguien tiene mucho sentido del humor es porque tú también lo tienes, porque si no lo tuvieras no le pillarías los chistes. Por ejemplo, no todo el mundo puede seguir las películas de Woody Allen, porque tiene un humor a veces muy difícil de captar.

En conclusión: Todo lo que hayas escrito de esa persona es algo que tú ya tienes.

"No, Lucía –me dicen a menudo–, no es así. Porque que he dicho que Menganita tiene este don y en realidad yo no lo tengo".

Sí, sí que lo tienes, créeme.

Pero, en muchas ocasiones, no te han enseñado a verlo.

Y esto es precisamente de lo que hablaba al principio. La estructura jerárquica en la que te dicen que tienes que respetar y creer a ciegas lo que te diga tu profesora, o lo que te diga tu padre y tu madre.

Te pongo un ejemplo.

Mi hija es hija de padre canadiense y aprendió a hablar inglés antes que español, porque su padre no habla español y con él yo nunca hablé español. Mi hija hablaba exclusivamente en inglés hasta los cuatro años, cuando fue al colegio.

Un día, más o menos a los cinco años, mi hija vino del colegio y estaba refiriéndose a otra chica y pronunció mal la palabra *girl*. A mí me sorprendió y no entendía por qué mi hija estaba hablando mal.

Lo hacía porque la profesora, que creía que hablaba inglés, pero en realidad no lo hablaba, le había corregido su pronunciación. Y mi hija había dejado de fiarse de sí misma y empezaba a fiarse de la profesora. Pero era la profesora la que estaba pronunciando mal.

Eso se llama introyección: Cuando haces tuyos los sentimientos, o las ideas, o la forma de ver la vida de otros.

Voy a poner otro ejemplo.

Mi madre era cantante, cantaba en una coral.

Cuando yo me ponía a cantar (lo hacía fregando los platos o barriendo, o incluso a veces mientras estaba estudiando), me corregía y me decía que yo tenía muy mal oído. Así que dejé de cantar y nunca canté en público.

En los años ochenta yo era una chica muy guapa y tenía un novio que estaba en un grupo. El novio quería montar otro grupo con coristas y me propuso que una fuera yo. Yo le dije que no podía hacerlo, que yo no podía cantar. Años después, un amigo que era profesor de música en el conservatorio se empeñó en hacerme una prueba, y yo repetí por enésima vez aquello de "Me gusta mucho la música, pero tengo mal oído". Resultó que yo tenía oído absoluto y que la equivocada era mi madre. Él se llamaba Rafa Legisima. El grupo, *Objetivo Birmania*, se creó años más tarde. Sin contar conmigo, porque yo no me atreví a cantar.

Tercer ejemplo.

Esto les ha pasado a tantos niños que he escuchado esta historia repetida en boca de varias madres diferentes. La profesora, o profesor, en tutoría con la madre, le dice que su hijo o hija es un vago y que no tiene el más mínimo interés por estudiar. Llega incluso a insinuar que padece un ligero retraso mental. La madre lleva al hijo o hija a un gabinete de psicología donde se descubre que el hijo es superdotado. No es vago, simplemente tiene una manera diferente de pensar y se aburría mucho en clase. El menor tiene un pensamiento arborescente y la profesora seguía un sistema lineal, lo que hacía muy complicado que un alumno superdotado pudiera seguirla.

Quizá por eso a ti te han hecho creer cosas de ti que en realidad no son verdad.

Quizá crees que no eres muy inteligente y en realidad lo eres.

Quizá piensas que no tienes muy buen oído musical y en realidad lo tienes.

Quizás piensas que no tienes muy buen carácter y en realidad lo tienes. Y esto lo digo porque a las mujeres tranquilas tienden a decirnos que tenemos muy mal carácter. No, Manolo, yo no tengo mal carácter. Simplemente te respondo y eso te saca de quicio.

Así que, ¡Vamos al segundo ejercicio!

> Relee lo que has escrito en el primer ejercicio.
>
> Y ahora aplícatelo a ti misma.
>
> Escribe sobre ti misma y concédete todas las cualidades que le has dado a la persona que describías en el primer ejercicio.
>
> Si has dicho que esta persona era inteligente, escribe “Yo soy inteligente”.
>
> Si has dicho que esta persona es tranquila, escribe “Yo soy tranquila”.
>
> Si has dicho que esta persona tiene sentido del humor, escribe “Yo tengo sentido del humor”.
>
> Y así sucesivamente.
>
> Y si hay algún momento en el que piensas que esto no se puede aplicar a ti y que no es cierto que tú seas inteligente, o tranquila, o que tengas sentido del humor, entonces detente a reflexionar.
>
> ¿Quién te ha hecho creer eso?
>
> ¿Qué persona importante de tu vida, que estaba en una escala superior a ti, te hizo creer eso?

REVELACIÓN EMOCIONAL

Las emociones deciden la naturaleza de nuestras vidas. Ocurren en cada relación entre personas y en cualquier ámbito, sea laboral, familiar, amistoso, sentimental. Pero en muchas ocasiones aprendemos a reprimirlas, e incluso acabamos haciendo de esa represión un hábito.

A la gran mayoría de las mujeres nos han enseñado a sepultar nuestras emociones bajo una capa almibarada de sonrisas y complacencia. El ejemplo más común con el que me encuentro siempre es el de las tareas domésticas. En muchísimas parejas estas tareas no están repartidas de forma equitativa. Ella acaba haciendo mucho más, porque de alguna manera él ha dejado de ocuparse de la parte que le correspondía y, casi sin darse cuenta, ella va asumiendo esas faenas porque le deprime que la casa no se corresponda con su ideal de hogar confortable y ordenado. Cuando ella se queja y muestra sus emociones (enfado, frustración, rabia... emociones legítimas puesto que su pareja ha incumplido un acuerdo), inmediatamente su pareja se las invalida: "Me reprochas demasiado", "Eres una gruñona", "Llego a casa agotado del trabajo y lo último que quiero encontrarme es a una cascarrabias". Finalmente, en aras de la paz doméstica, ella aprende a reprimir estas emociones, o al menos a no exteriorizarlas. No quiere parecer una bruja, una aguafiestas, una derramaplaceres.

Otro momento en el que la sociedad nos enseña a reprimir la emoción es del duelo. Cuando alguien cercano muere de forma repentina, sin que nos haya dado tiempo a despedirnos y hacernos a la idea, a veces se han quedado muchas cosas en el tintero. Cuestiones que resolver, palabras que no dijimos. Hay ocasiones en las que esa persona hizo algo que nos causó daño, pero parece que, una vez que no está en este mundo, ya no podemos expresar nuestra rabia o nuestro enfado. Es el caso de los hijos cuya madre o cuyo padre los maltrató, de las esposas cuyo marido les era repetidamente infiel, de amigos que tenían discusiones pendientes... Pero se nos obliga a mostrar pena. Se nos fuerza a ocultar una de las fases más comunes en los procesos de duelo: el enfado y la rabia.

Tampoco se nos permite expresar el dolor, la rabia, el enfado o la frustración en nuestras relaciones con la familia o los padres. Tenemos grabado a fuego en la cabeza el cuarto mandamiento, "honrarás a tu padre y a tu madre", incluso si no somos católicos o religiosos. En todas las culturas honrar a los padres es una exigencia social, de forma que determinados sentimientos nos los callamos, aprendemos a no expresarlos e incluso intentamos no sentirlos.

Como veis, en muchos casos nos exigen que reprimamos nuestras emociones.

Sin ir más lejos, he presenciado recientemente cómo se le pedía a una mujer que no expresara en público lo que sentía. En una cena, dos mujeres hablaban de una tercera, una ex compañera de trabajo. La tercera le había hecho la vida imposible a una de las dos primeras, hasta que ella, harta, decidió dimitir. Y, así, le facilitó a la tercera la vía libre para obtener el ascenso que deseaba. La tercera consiguió su objetivo, pero poco le duró la alegría. Al poco tiempo, se descubrió que la trepa había revelado secretos de la empresa y, después de todo lo que había intrigado para conseguir el puesto, se encontró de patitas en la calle, sin derecho a paro ni indemnización. La que había dimitido en su momento dijo en voz alta, en la cena: "Ojalá se corra la voz en el sector y no vuelvan a contratarla nunca más". E inmediatamente se escuchó un coro admonitorio y unánime: "No, mujer, no digas eso, no está bien alegrarse de la desgracia ajena". Le prohibían expresar una emoción legítima, en bien de las convenciones sociales.

Los hombres también se ven obligados a reprimir emociones. Está mal visto que los hombres lloren, así que ante una ruptura sentimental muy probablemente salgan a beber con los amigos, o intenten mostrarse eufóricos y felices ("Lo mejor que me pudo pasar, ya estaba harto de ella"), porque el orgullo les impedirá enseñar su lado vulnerable, Tampoco se permite, en entornos laborales muy masculinizados, mostrar ansiedad, miedo o angustia. No es extraño, por tanto, que sean las profesiones más masculinizadas (tecnología, negocios, videojuegos, construcción y transportes) aquellas con mayor riesgo de infarto, según la Fundación Española del Corazón. Y es que la represión de las emociones se asocia con problemas cardiovasculares.

Pero, para disminuir las escenas emocionales destructivas y mejorar las positivas, necesitamos estar en contacto con nuestras emociones, para asimilar los desencadenantes de cada emoción. Permitirnos sentirlas sin miedo, pero sin que tomen tampoco el control de nuestra vida.

Cada emoción crea un patrón diferente de sensaciones en nuestro cuerpo. Al familiarizarnos con esas sensaciones, podemos volvernos conscientes de nuestra reacción emocional, para permitirnos vivirla sin culpa y procesarla sin angustia.

Por esta razón planteamos el ejercicio de la revelación emocional por medio de la escritura expresiva, porque la revelación emocional (tanto positiva como negativa) reduce los síntomas de ansiedad y depresión (Pennebaker, 2011).

Cuando una persona revela (sin guardar, reprimir o evitar) sus emociones negativas –las que percibe al escribir sus sentimientos y pensamientos más profundos–, encuentra un significado al evento o eventos negativos o traumáticos. Y también alcanza a entender los sentimientos de otras personas significativas que han compartido su experiencia.

La escritura expresiva con un patrón de revelación emocional es eficaz para aliviar la ansiedad y la depresión (Sloan, Marx y Epstein, 2005) y ayuda a descubrir las emociones reprimidas y a controlar la rumiación negativa (Baikie, 2008).

En un estudio realizado con familiares de personas recientemente fallecidas que habían realizado tareas de escritura expresiva, los resultados mostraron que el grupo experimental tenía un nivel de duelo disminuido en relación con el grupo de control (Savitri *et al.*, 2019; Aribowo,2019).

Este ejercicio de revelación emocional es muy común en escritura expresiva, aunque al principio parece muy simple.

Para que entiendas en qué consiste te voy a poner un ejemplo.

Este año he tratado en terapia a un chico que estaba atravesando un duelo complicado persistente.

Hablamos de duelo complicado persistente cuando el duelo se extiende más de lo que se considera normal (dos años) y cuando la intensidad de las emociones no disminuye con el tiempo.

Hablando con este chico, lo que en principio manifestaba en las conversaciones con el terapeuta era tristeza.

Yo estaba trabajando como becaria, así que no era la terapeuta primaria, sino que le acompañé con un ejercicio de escritura expresiva.

Pero, después de ejercicio, este chico supo que lo que en realidad sentía era rabia.

Y, sobre esa rabia, sentía vergüenza por sentir rabia.

Nuestra sociedad, y cualquier otra en realidad, no considera aceptable sentir rabia hacia una persona que ha muerto. Y por eso él había escondido la rabia baja una capa de vergüenza. Y sobre esa vergüenza colocaba una tristeza impostada. Una tristeza que era más una forma de manifestarse ante los demás que otra cosa.

Pero es que este chico tenía todo el derecho del mundo a sentir rabia.

Llevaba ocho años viviendo con su novio y trabajando con él. Cuando su novio falleció, este chico descubrió que su novio padecía una cardiopatía de la que no le había informado a él. Y que, además, seguía casado con su anterior mujer, dato del que tampoco le había informado.

Tal y como regula la legislación española, la casa en la que convivían le pertenecía a su exmujer (a la del novio), y este chico no podía reclamar el estatus de pareja de hecho, dado que su conviviente todavía estaba casado con otra persona. De forma que había perdido de golpe su pareja y su casa.

En cuanto al trabajo, se trataba de un cargo de confianza, porque él era el asistente personal de su novio. Legalmente podían despedirle sin indemnización.

Así que, en menos de dos meses, había perdido su pareja, su piso y su trabajo.

Era lógico que sintiera rabia.

Pero la rabia no desaparecía, porque estaba intentando reprimirla.

En muchos casos las emociones se enquistan porque no nos atrevemos a manifestarlas, no solo ante los demás, sino sobre todo ante nosotras mismas.

La inhibición o evitación de emociones negativas (Gross y Levenson, 1997) y la supresión de pensamientos (Wenzlaff y Wegner, 2000) conducen a somatizaciones físicas, a depresión y ansiedad y también a otros problemas cognitivos, como problemas en la memoria, en la concentración o en la capacidad de aprendizaje. Por el contrario, se sabe que acceder, expresar y procesar emociones inhibidas es adaptativo. Quizás la demostración más clara de esta relación entre revelación emocional y bienestar surja del paradigma de la revelación emocional escrita o escritura expresiva (Pennebaker y Beall, 1986).

Así que el ejercicio que te propongo hoy es muy fácil:

1. En primer lugar, antes de sentarte a escribir, busca un sitio en el que nadie pueda molestarte durante veinte minutos y en el que, a poder ser, estés sola. Es importante que estés sola. Ve a un bar o una biblioteca si quieres.
2. Si puedes, enciende una vela.
3. Concéntrate en una relación tóxica que hayas vivido. Con quien sea. Valen familiares, amigos, amigas, hermanos, hermanas, primos, primas, novio, novia... cualquier persona que te venga a la cabeza. Puedes concentrarte también en un duelo, o en un acoso escolar, o en cualquier

situación en la que hayas sufrido tristeza, ansiedad, depresión. Puedes recordar, si quieres, a esa persona en la que pensaste ayer. Aquella persona que mermaba tu autoestima, de niña, de niño o adolescente.

4. Busca el cronómetro del móvil. Temporiza veinte minutos. Pon la alarma para que te avise después de ese tiempo.
5. Escribe todo lo que te venga a la cabeza, en escritura automática. Puedes escribir lo que te salga de los mismísimos. Recuerda que nadie lo va a leer excepto tú. Puedes escribir que quieres matar a tu madre, o estrangular a tu prima, o quemar el ayuntamiento de tu ciudad, o tu antiguo colegio. Todo lo que escribas está bien y es legítimo.
6. Repito: Puedes escribir todo lo que quieras durante veinte minutos. Pero, transcurrido ese lapso, debes detenerte. Frena en seco. No escribas más.
7. Luego, dobla el papel, apaga la vela y, si puedes, ve a ducharte. Si no puedes ducharte, al menos lávate bien las manos y la cara y cambia de ropa. Algo que te saque de la emoción que has estado expresando.

Guarda el papel, porque mañana te explicaré más sobre este ejercicio.

Pero, una vez que hayas acabado de escribir, de momento intenta apartarlo de tu mente.

Ponte a hacer otras cosas y deja las emociones en barbecho.

Deja tus emociones en ese papel. Simbólicamente, ahí se quedan. Al dejarlas ahí, expresas que no les das más espacio en tu vida ni en tu cabeza.

Si crees que es más seguro, guarda el papel en una caja, o en un cajón con llave, o debajo del colchón.

No permitas que nadie más pueda leerlo.

PROCESAR EMOCIONES Y DESHACERSE DE ELLAS

DÍA 4

La revelación emocional se refiere a una técnica terapéutica mediante la cual las personas expresan sus emociones más profundas hablando o escribiendo sobre los eventos que las precipitaron.

La revelación emocional es un término utilizado para describir la expresión terapéutica de la emoción, y durante mucho tiempo se ha tratado de un concepto crítico asociado con las psicoterapias basadas en la conversación, las que inició Freud a principios del siglo XX. La revelación emocional se ha convertido, por lo tanto, en la base de una amplia variedad de terapias destinadas a mejorar el bienestar de diversas poblaciones (Lepore y Smith, 2002). Incluidas, por ejemplo, personas con enfermedades terminales en etapa de cuidados paliativos y sus cuidadores (McInnerney *et al.* 2019).

Las revisiones sistemáticas de la psicoterapia basada en la revelación emocional se han centrado en gran medida en la escritura expresiva. Se ha insistido en ella como la forma más barata, sencilla y eficiente para revelar emociones (Lepore y Smith, 2002). Y la más flexible, porque se puede escribir en casa, a cualquier hora, sin necesidad de tener que ir a la consulta de un profesional o de adaptarse a los tiempos de dicho profesional si hablamos de terapia vía internet.

¿Por qué es tan beneficioso escribir sobre las propias emociones? No sabemos exactamente por qué. Lo que sí sabemos es que es poco probable que haya un único proceso subyacente, sino que más bien se trata de un marco de mecanismos que interactúan. Los procesos que se han propuesto para explicar el rendimiento de la escritura expresiva incluyen la inhibición emocional, la adaptación cognitiva y la exposición y la regulación emocional, pero aún no se ha llegado a un consenso entre profesionales sobre un marco unificador. Es más que posible que diferentes maneras de escribir sobre las propias emocionales invoquen procesos diferentes o superpuestos, tanto mecanismos relacionados con el procesamiento del lenguaje, como procesos sensoriales y motores (Chung y Pennebaker, 2007; Nicholls, 2009; Pennebaker y Mehl, 2003; Czamasnki-Cohen y Weihs, 2017; Tausczik y Pennebaker, 2010).

Existen varias dinámicas psicológicas con respecto a la revelación emocional (tanto positiva como negativa). Ya lo he escrito antes, pero te lo repito que lo tengas muy claro: Se piensa que cuando alguien revela (sin guardar, reprimir o evitar) sus emociones negativas –las que percibe al escribir sus sentimientos y pensamientos más profundos–, encuentra un significado a lo que le ha sucedido y además alcanza a entender los sentimientos de otras personas significativas que comparten su duelo por lo que sucedió. Gracias a ese cambio de perspectiva de su duelo percibido, se reduciría el duelo prolongado, tanto sea por el fallecimiento de un familiar como por otras razones (Pennebaker, 2011).

Así que, una vez has entendido para qué sirve procesar las emociones, pasamos al ejercicio de escritura.

> Toma el papel que escribiste ayer (en el ejercicio de Revelación emocional). Aparecerán emociones como las siguientes:
>
> - Miedo.
> - Odio.
> - Odio a ti misma.
> - Asco.
> - Frustración.
> - Desconfianza.
> - Ira.
> - Cansancio.
> - Confusión.
> - Tristeza.
> - Rabia.

- Enfado.
- Enfado contigo misma.
- Ansiedad.
- Sensación de haber sido rechazada.
- Incredulidad. ("Miro hacia atrás y no me lo creo, aún no me puedo creer que me pasara a mí").
- Alexitimia. (La impresión de que ya no puedes sentir nada, de que eres como de corcho).
- Embotamiento emocional. (La impresión de que ya no puedes querer a nadie).
- Disociación. (La impresión de que eso no te ha pasado a ti).
- Culpa. (Piensas que algo hiciste por atraerlo, o que podías haberlo evitado. En los duelos por los fallecidos, hay quien se siente culpable por sobrevivir, o por no haber sido lo suficientemente amables con esa persona en vida. En los duelos por ruptura, piensas que tú tuviste la culpa de alguna manera).

Y muchísimas emociones más.

Todas ellas son legítimas, y puedes sentir lo que te dé la gana.

Repito, aunque ya lo he dicho en otro momento, que la rabia es una emoción común en supervivientes de trauma, o en personas que han atravesado experiencias de vida dolorosas, pero es una emoción que nos enseñan a reprimir. E insisto en ello porque a menudo hablo con mujeres que llegan culpabilizándose por los ataques de rabia que sufren, que no pueden controlar y que ellas mismas no acaban de entender. Identificar el origen de la rabia y permitirse sentirla es la mejor manera para reconciliarse con una misma y librarse, con paciencia, tiempo y autoaceptación, del problema.

¿Qué sientes? Ponle nombre.

Escribe en un papel lo que sientes, por ejemplo:

"Siento rabia, asco, odio hacia mí misma, miedo, desconfianza...".

Recuerda: solo los nombres de las emociones.

Aquí tienes una rueda de las emociones, porque muchas veces no sabemos ponerle nombre a lo que sentimos:

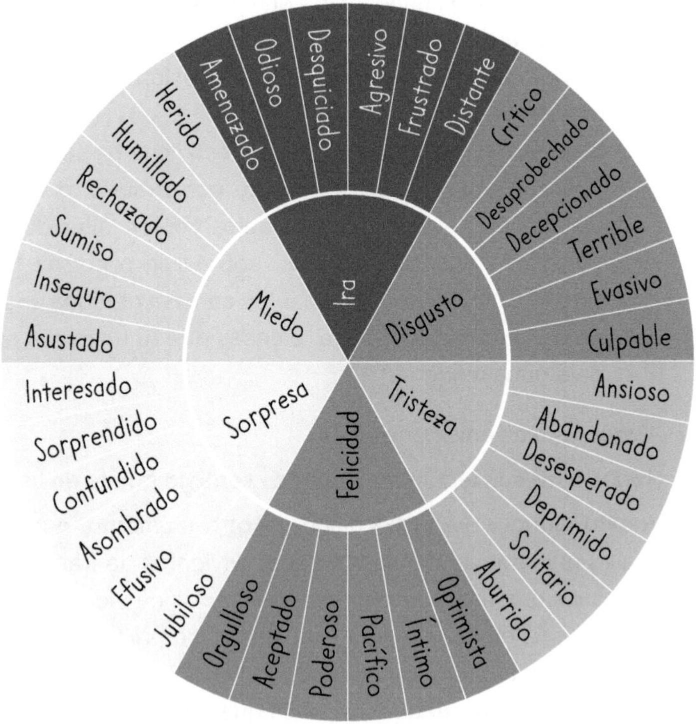

¿Dónde sientes la emoción? ¿Te da dolor de cabeza? ¿Te duele el estómago? ¿Te tiemblan las manos? ¿Sudas? ¿No puedes respirar?

Haz una lista de las sensaciones físicas que te suscita pensar en esas emociones. Escríbelas.

Ten en cuenta que nadie va a leer esto excepto tú, así que, si escribiste que quieres matar a alguien, pegarle fuego a un sitio, que nunca perdonarás... o cualquier otro sentimiento mal visto socialmente y que no te atreverías a expresar en alto, no te sientas avergonzada o culpable. Muy en particular estamos buscando este tipo de sentimientos. Y es muy importante que los apuntes (los vas a necesitar más tarde).

Di adiós a esas emociones.

Esta noche:

- Mira la luna, desde tu ventana o tu terraza.
- Coge el papel (el primer papel que escribiste).
- Ten preparado otro papel en blanco y un boli.
- Ten un cenicero preparado o un cuenco con cubitos de hielo.

1. Comienza tu ritual con una meditación. Inspira y espira despacio. Y repite que todo va a cambiar y que estás iniciando un proceso de cambio.
2. Cuando hayas terminado la meditación, coge papel y bolígrafo y escribe las siguientes frases: "Quiero soltar...", "Tengo hábitos que ya no me sirven...", "Me preocupo demasiado por...", "Es hora de dejarlo...", "Renuncio al control de...".

   Dedica al menos entre 10 y 20 minutos a escribir.

   Motívate para profundizar.
3. Cuando hayas terminado de escribir, reflexiona sobre las ideas que te hayan surgido. Identifica todo lo que quieras dejar ir: tu dependencia emocional, tu rabia, tu exjefe, tu

exmarido, tu exmujer, tu duelo, los recuerdos de tu acoso escolar. Lo que sea.

4. Coge tus papeles y empieza a rasgarlos en tiras. Si tienes una tijera, córtalos. Visualiza que, con cada rasgadura, estás soltando y dejando ir deliberadamente.

   Repite:

   "Todo lo que ya no me sirve, todo lo que me hace daño, todas mis creencias limitantes, todo lo que me retiene donde no pertenezco, todo lo que me impide crecer, todo lo que me impide ser mi yo más verdadero y vivir mi vida más auténtica, todo esto lo dejo ir".

5. Coloca los papeles rasgados un cenicero.

   Y quémalos. Si fuera peligroso quemarlos, cúbrelos con cubitos de hielo.

   El hielo derritiéndose sobre los papeles, o el fuego quemándolos, representa la renuncia, la desaparición y el desprendimiento de lo que te hace daño y ya no te sirve.

   La cuestión es que te concentres en eliminar esos sentimientos. Si eres religiosa o religioso, pídele a Dios que se los lleve.

   Si no, se lo pides al Universo, o a tu yo interior. O a la luna.

   Te han servido hasta ahora porque tenías que reaccionar a lo que pasó. Pero ya no te son útiles.

   Más allá de que creas o no en el esoterismo, este tipo de rituales suelen servir como autoprogramación.

6. Confía.

7. Cuando el papel acabe de quemarse, o los hielos de fundirse, recoge las cenizas o el papel mojado, tíralos por la ventana y diles adiós.

Una aclaración sobre las dos partes del ejercicio de revelación emocional (Días 3 y 4).

Seguramente has escuchado alguna vez hablar de las fases del duelo, que son: Negación, Ira, Negociación, Depresión y Aceptación. Nos han hecho creer que van en una coordinación sucesiva, pero no es así. Lo corriente es sentirlo todo a la vez o en un mismo día. A ratos estás muy triste y luego estás muy enfadada y luego vuelves a estar triste... A ratos lo has aceptado y a ratos vuelves al punto de partida, y no aceptas nada y no te lo crees. En general, las emociones se mezclan en una amalgama que hace muy difícil que las identifiquemos bien.

Aparte de ese tipo de emociones es muy común que aparezcan otras como:

- Culpa y remordimiento.
- Mucha ira. Rabia.
- Alteraciones en el sueño (a veces es dormir muy poco y a veces dormir mucho).
- Pesadillas en las que recuerdas lo que sucedió.
- Recuerdos intrusivos, aparición de flashes en la cabeza como destellos de recuerdos, que aparecen de forma invasiva y en ocasiones incapacitante. En ocasiones extremas aparecen con sudor frío y taquicardia.
- Sentimientos de soledad.
- Odio o desprecio hacia una misma.
- Pensamientos negativos y sensaciones pesimistas sobre el propio futuro y el de los demás.
- Pensamientos sobre hacerse daño a uno mismo.
- Pensamientos sobre hacer daño a los demás (a las personas que te hicieron daño).
- Irritabilidad. De repente saltas por todo y te encuentras muy irascible.

Todo esto es perfectamente normal.

Es el tipo de sentimientos que experimentan todas las personas que están atravesando un duelo o una relación tóxica, o que sufrieron un maltrato en cualquier entorno (fuera en su familia, en su relación de pareja, un acoso escolar o un acoso laboral), o que han atravesado cualquier tipo de crisis en su vida: financiera, emocional, existencial, vital.

No estás loca por experimentar este tipo de sensaciones.

Te pido por favor que confíes en el proceso y que veas cómo dentro de treinta días estas sensaciones mejorarán.

LA CARTA DE PERDÓN

El ejercicio de hoy se divide en dos partes: La liberación emocional y la carta propiamente dicha.

PARTE 1: LA LIBERACIÓN EMOCIONAL

> Lo primero que quiero es que te sientes y pienses en una persona que te hizo daño. Ahora plantéate si estarías dispuesta a perdonar.
>
> Recuerda que este ejercicio no lo va a leer nadie, de forma que, si la respuesta es "no", no te cortes. Puedes escribir lo que te dé la gana.
>
> "No, no le perdonaría jamás, muy al contrario, cuando pienso en él quiero arrojarle una marmita con aceite hirviendo". O "Si tuviera dinero le enviaría un sicario".
>
> Lo que se te pase por la cabeza.
>
> Puedes expresarte y escribir todos los tipos de venganza que se te ocurran.
>
> Puedes también perdonarle si quieres
>
> Entonces:
>
> 1. Ajusta un temporizador de 20 minutos en el cronómetro de tu móvil.
> 2. Escribe todo lo que se te venga a la cabeza y, luego, después de veinte minutos, frena en seco.
> 3. No te importe que esté bien o mal escrito. Importa que sueltes, que vomites todo lo que se te ocurra.

PARTE 2: LA CARTA PROPIAMENTE DICHA

A lo largo de los talleres me di cuenta de que muchísimas mujeres se negaban a hacer este ejercicio. “De ninguna manera voy a escribir una carta de perdón a mí maltratador, a mi abusador, a mi acosador”, me decían.

Entonces reparé en un detalle.

La idea del ejercicio de perdón se traduce directamente del inglés *forgiveness*. En español se traduce como perdón, pero hay un ligero matiz semántico. En inglés *forgive* y *forget* (perdonar y olvidar) vienen de la misma raíz, del antiguo sajón, *vergeben*, de la misma manera que *forward* viene de la misma raíz y significa “ir hacia adelante”.

En español diríamos: “Perdono, pero no olvido”.

Nosotros derivamos de una educación católica en la que se nos cuenta que justo en el momento que te mueres, aunque hayas asesinado a cien niños y te hayas bebido su sangre al estilo Barba azul, Dios te puede perdonar si te arrepientes sinceramente.

En la tradición protestante, Dios no te perdona solo con arrepentirte. También debes enmendar lo que hiciste.

Por eso el concepto de perdón católico es muy difícil de llevar. Parece que, si le perdonas, de repente borras todo lo que hizo y le conviertes automáticamente en una buena persona.

Y por eso he decidido cambiar el nombre a este ejercicio, que originalmente se llamaba “Ejercicio de perdón”.

Lo vamos a llamar “Ejercicio de olvido”.

Recuerda que perdonar no cambia el pasado, pero sí cambia el futuro.

> Debes escribir una carta a tu agresor, o agresores, en la que te liberas del resentimiento, el rencor y la rabia.
>
> Recuerda que no te pido que quieras volver a ver a tus agresores, mucho menos que le(s) desee(s) nada bueno (solo faltaba, no eres Santa Teresa).
>
> Pero sí que no les desees nada malo.
>
> Solo te pido que te desprendas de emociones negativas como la ira o la venganza.

Te paso un ejemplo de una carta real:

"Pedro, hace muy poco pensaba que yo nunca te perdonaría, porque no quiero perdonarte. Pero voy a perdonarte. No lo hago por ti, sino que lo hago por mí, porque quiero vivir con alegría, con paz, porque quiero librarme de los malos recuerdos que me dan vueltas en la cabeza como una lavadora y me envenenan la vida, porque quiero que mi vida cambie y quiero salir del hoyo en el que me dejaste, porque no quiero vivir enfadada y frustrada y porque valoro más el futuro que me espera que el horrible pasado que me diste.

Yo le gritaba al móvil, a nuestra hija, a todo el mundo, pero en realidad te quería gritar a ti, sentía que mi cuerpo se invadía de ira, coraje y rencor, te odiaba a ti y odiaba la idea de que ni siquiera pudiera decírtelo... pero no puedo ni quiero seguir viviendo así. Me estaba consumiendo, me quemaba, me ahogaba, me debilitaba, me hundía, el rencor me absorbía, me mantenía inestable, fuera de mí, impaciente, irascible, llorosa...

Decidí trabajar en mi cabeza, trabajar en el perdón, aunque no sé si lo mereces ni me importa ya, pero yo tengo que dártelo para poder vivir en paz. Me destruiste, pero estoy reconstruyéndome. Yo también me perdono, me perdono por haberme dejado destruir tanto.

Porque al perdonarte a ti también me perdono a mí, y cuando me perdono soy capaz de dejar de hacerme daño a mí misma.

Voy a preocuparme por mí, empecé a ver por mí, voy a mimarme a mí. Y te voy a dejar ir, a tu recuerdo y a todo lo que significas. Dejo ir todo lo que me une a ti, y dejo ir el odio, porque ahora sé que el odio une más que el amor. Sé que no puedo olvidar el daño, pero sé que puedo sanar. Y que la cicatriz queda para recordarme lo que pasó, pero que la herida se cierra. Que está en mi mano recuperarme, que puedo vivir feliz.

Por eso decido perdonarte, porque quiero vivir feliz, y porque nuestras hijas no merecen una madre que llore y esté enfadada todo el santo día. Ya no me da rabia ni coraje acordarme de lo que me hiciste, al contrario, me lo tomo con una gran lección, una lección de vida que me va a ayudar a quererme más a mí misma".

> Cuando hayas escrito tu carta de perdón, quema el primer papel (recuerda, el de la liberación emocional, no la carta).
>
> El que has escrito esta mañana.
>
> Tira las cenizas por la ventana y deja ir.

La carta de perdón, o la carta de olvido, como quieras llamarla, la proponemos porque perdonar implica desprenderse de las actitudes o emociones negativas, como la ira y la venganza (Reed y Enright, 2006).

Existe una relación positiva entre la acción de perdonar y la satisfacción con la vida (Thompson, Snyder, Hoffman, Michael, Asmussen y Billings, 2005).

Los ejercicios de perdón se utilizan para transformar los sentimientos de ira y rencor en emociones neutras o positivas (Rashid, 2015).

Escribir sobre un conflicto interpersonal puede reducir el nivel de efectos negativos en los conflictos relacionales (Gordon *et al.*, 2004).

La escritura sobre el perdón también es útil para suscitar el autoperdón y aumentar la autoestima (Jacinto y Edwards, 2011).

No es necesario enviar la carta, en particular si la relación víctima/agresor es esencialmente problemática (Lyubomirsky *et al.*, 2006; Pennebaker & Evans, 2014).

Las cartas de perdón remiten tanto a una dimensión intrapersonal como interpersonal. Esto es, se refieren a sentimientos que van de una misma hacia una misma –la autoestima, la autoconciencia y el sentido de la vida–, como a una dimensión interpersonal del desarrollo de la empatía, la compasión y la conexión con los otros (Lyubomirsky & Layous, 2013).

Pero, repito, si no te sientes con fuerzas para perdonar, limítate a escribir "Me libro de ti", "Me suelto", "Te dejo ir" o "Te olvido para siempre"... o cualquier fórmula similar.

PERDONARTE A TI MISMA

EL CASO DE COURTNEY VUCECOVICH

Courtney Vucecovich fue amante de Armie Hammer, que en aquel momento estaba casado y mantenía relaciones con varias mujeres más. Él la sedujo, la introdujo en el mundo BDSM, consiguió que ella hiciera cosas que en el fondo no quería hacer, y cuando finalmente tuvo lo que quería (sentirse poderoso doblegando la voluntad de una mujer), la abandonó.

Se trata del famoso descarte narcisista, que deja a las víctimas completamente anonadadas. Cuando la persona que vivía, aparentemente, obsesionada y entregada hacia ellas, un día desaparece y no se sabe nada más de ella.

Courtney cuenta que ingresó para un tratamiento de rehabilitación, porque llegó a pensar en suicidarse, y que recibió un diagnóstico de síndrome de estrés postraumático complejo. Me llamó la atención cuando, en el documental *House of Hammer*, Courtney le dice a la cámara que la terapeuta le propuso que escribiera mil veces en un papel "Me sedujo, me usó y me abandonó".

Esta técnica se conoce como "técnica de defusión cognitiva" (defusión, que no difusión) y se hace para evitar la rumiación.

La defusión cognitiva, también conocida como deliteralización, es una técnica utilizada en la Terapia de Aceptación y Compromiso para ayudar a las personas a afrontar pensamientos y sentimientos incómodos o inútiles, y es muy útil en el tratamiento de personas con depresión y ansiedad.

La defusión cognitiva implica crear un espacio entre nosotros y nuestros pensamientos y sentimientos, para que tengan menos control sobre nosotros.

Las intervenciones basadas en la aceptación (May *et al.*, 2012) abordan pensamientos o recuerdos intrusivos, cambiando la forma en que reaccionamos ante ellos antes de que se vuelvan elaborados y complejos y, por lo tanto, más difíciles de desactivar. A la defusión cognitiva también se la conoce como como descentramiento (Bernstein *et al.*, 2015) o desidentificación (Lacaille *et al.* 2014). Se utilizan a menudo técnicas de defusión cognitiva, por ejemplo, en el tratamiento de los trastornos alimenticios, porque en este tipo de trastornos la rumiación sobre la comida es común (Tapper, 2018).

LA RUMIACIÓN

Susan Nolen-Hoeksema escribió en 1991 un artículo sobre la teoría de los estilos de respuesta (RST). En esta teoría, la rumiación se conceptualiza como un estilo de respuesta del estado de ánimo negativo pasivo y repetitivo. Esta respuesta prolonga el estado de ánimo negativo y aumenta la probabilidad de síntomas depresivos.

La rumiación es un proceso cognitivo que se ha relacionado estrechamente con un mayor riesgo de aparición de psicopatología y con el mantenimiento de trastornos emocionales como la depresión y la ansiedad. La rumiación se caracteriza por el proceso de pensamiento repetitivo que a menudo se experimenta como incontrolable. La rumiación adopta casi siempre la forma de rumiación depresiva, que se refiere al pensamiento negativo y repetitivo. Un pensamiento obsesivo que se suele centrar en eventos pasados o en factores estresantes actuales. Por eso, cuando estamos atrapadas en nuestros propios pensamientos entramos en procesos obsesivos o rumiantes que llegan a condicionar nuestras decisiones.

Muchas veces no hacemos sino darle vueltas al tema. Nos enredamos en teorías, justificaciones e hipótesis de tipo: “Es que quizá me amaba, pero no tuvo otra que dejarme”, “Es que él fue un niño abusado y por eso tampoco sabe tratar bien a las mujeres”, “¿Cómo pudo suceder esto?», «Yo tuve la culpa, hay algo raro en mí para atraer a este tipo de personas" o "Algo habré hecho, algo habré dicho para molestarle y que deje de llamarme".

Así que en terapia se te pide que dejes de rumiar, y se te propone que escribas una frase una y otra vez, para que no caigas en la rumiación y te límites a constatar el hecho básico: Te ha seducido, te ha usado y te ha abandonado.

Eso es así, debes aceptarlo, integrarlo en el sistema y después pasar a otra cosa.

Cuento este ejemplo porque introyectar la culpa es común entre las mujeres que han sido descartadas por un narcisista.

¿Qué quiero decir con esa frase tan rebuscada de introyectar la culpa?

Pues asumir la culpa que debería sentir él, absorber esa culpa y echárnosla a nosotras. "Algo debí de hacer para molestarle, algo le habré dicho, algo habré hecho. Algo tengo yo para atraer a este tipo de personas. Es mi culpa".

Lo mismo acaban por sentir las víctimas de acoso laboral o escolar, que también sienten que habrá algo malo dentro de ellas para que las hayan elegido como las señaladas para recibir acoso. Muchas veces, y aunque solo sea de manera inconsciente, empiezan a pensar que algo habrán hecho o algo habrán dicho para recibir ese trato.

Las víctimas de abuso sexual infantil a veces piensan también lo mismo: que de alguna manera ellas lo atrajeron o que deberían habérselo contado a alguien.

Y las personas que han tenido la inmensa suerte de no atravesar ninguno de estos acontecimientos traumáticos no se libran de la culpa absurda.

Porque muchas veces caen presas de la distorsión cognitiva más peligrosa de todas: el *debeísmo*. Debería haber hecho esto, debería haber hecho lo otro, debería trabajar más, debería ir al gimnasio, debería comer de otra manera, no debería haber hecho esto, o lo otro o lo de más allá.

Te propongo que centres tu atención en cómo te sientes ante determinadas situaciones que te hacen sentir mal, tanto por tus acciones como por las de otros.

Cuando lo que hacen otros, o lo que haces tú, o lo que los otros no hacen, o lo que tú no haces... te hace sentir culpable.

EL CASO DE DANI

A los treinta años se encontraba en un momento muy difícil, porque sentía que "ya no era joven y que su vida no iba a ninguna parte", puesto que no tenía ni un trabajo estable, ni un compañero, ni un hogar, y no había muchas posibilidades de que pudiera dedicarse profesionalmente a la carrera que había estudiado.

En aquel momento trabajaba en un bar de copas como camarero y vivía en un piso compartido.

Entonces conoció a José, quien, según cuenta el propio Daniel, se le presentó "como un hada madrina".

José era veinte años mayor que Daniel. Al poco tiempo de conocerse, Daniel se trasladó a vivir a casa de José y empezó a trabajar con él en su empresa, en calidad de asistente personal de su novio. José justificó la contratación de Daniel porque decía que necesitaba en el puesto a alguien de mucha confianza y también porque eso les facilitaba viajar juntos, ya que José viajaba constantemente por motivos de trabajo.

José estaba divorciado y tenía un hijo. Su mujer era también socia de la empresa y mantenían un contacto constante.

Al poco de que Daniel se mudara a vivir con José, Marco, el hijo de José, que tenía entonces dieciséis años, se trasladó a vivir con José y Daniel, porque había tenido una discusión con su madre.

José no consultó a Daniel sobre este tema: sencillamente, Marco se fue a vivir allí. Pese a que el piso era muy amplio, la presencia de un adolescente resultaba muy complicada para Dani, pero intentaba disimular su incomodidad porque quería mantener la relación con José. El hecho de que Marco viviera en su piso daba pie a que Gema, la exmujer de José, se presentara constantemente en la casa, que abría cuando ella quería, puesto que tenía llave.

Tras cuatro años de relación, José falleció de muerte súbita. José bebía alcohol, fumaba (tanto tabaco como hachís), era consumidor de cocaína en fines de semana y además padecía una ligera cardiopatía.

Dani era conocedor de aquel problema que alguna vez José había mencionado, pero como sin darle mayor importancia. Por eso Dani tampoco se la había dado. Insiste en que, si hubiera sabido que podía tener consecuencias, no hubiera permitido que José llevara aquel estilo de vida.

A la muerte de José, Dani descubrió, para su sorpresa, que su novio nunca se había divorciado y que sobre el papel seguía casado con Gema. La ley en Madrid exige al menos cinco años de convivencia probada para que una persona sea considerada pareja de hecho de otra si dicho vínculo no ha sido registrado, pero además determina que no puede haber pareja de hecho si el vínculo con un cónyuge previo no se ha extinguido.

Puesto que José había fallecido sin hacer testamento, sus bienes les correspondían a su mujer y a su hijo.

En paralelo, Dani encontró que le despedían del trabajo.

CARTA DE PERDÓN DE DANI A DANI (TEXTO REAL)

"Dani, yo te perdono.

Te perdono porque no pudiste y no supiste hacerlo mejor. Te has echado la culpa por no haber le dicho a José que dejara de ponerse rayas y de beber whisky. Por no haberle dicho a José que no era realmente necesario fumarse un porro cada noche antes de dormir. Te perdono por no haber sabido decir que no te gustaba la vida que estabas viviendo.

Te gustaba, claro que te gustaba, una parte te gustaba. Te gustaban los viajes, te gustaban los veranos en yate. Te gustaba salir de conciertos a escuchar grupos que nunca habías escuchado y que ni siquiera sabías que existían. Te gustaba salir al teatro cada fin de semana. Te gustaba ir por la calle con un hombre tan guapo y tan bien vestido y que la gente comentara la buena pareja que hacíais. Te gustaba sentirte seguro y admirado y protegido. Pero no te gustaba que en el trabajo creyeran que eras la putita del jefe.

Sobre todo, porque tú llegaste a creer que estabas allí solo porque eras la putita del jefe. También te perdono por haber creído eso de ti mismo. Te perdono por no haber sabido reclamar tu espacio. Te perdono por no haberte preguntado qué podría pasar si algún día tu novio desaparecía y también te perdono por no haber reclamado un lugar fijo a su lado. Por no haberle pedido nunca que se casara contigo, aunque tú estabas muriendo de ganas de casarte con él. Te perdono por no haberte atrevido a decir nada porque pensabas que no lo merecías. Te perdono y le digo adiós al árbol que me daba sombra, al mar en el que me bañaba, a la casa en la que vivía, al trabajo en el que sufría, a la lluvia que me mojaba. Digo adiós, inicio otra vida. Pero ya se ha ido el árbol y el mar y la casa y el trabajo y vendrá la primavera y habrá flores, y habrá otro árbol que tendrá más hojas.

No vas a recuperar nada de lo perdido, es cierto. Y qué. Por culpa de nadie has llorado sino tuya, y ahora te libro de la culpa y te perdono. La culpa ha sido tuya, me decías y me repetías, o yo te decía y te lo repetía, porque éramos el mismo.

Pero ¿qué sacas con llorar? Y yo te quiero Dani, aunque no haya sabido hacerlo hasta ahora. Vuelve a dormir, olvida la maldad, perdona la traición, cierra con llave la caja de la culpa, porque la culpa es como una corriente que te arrastra a un fondo que ya no quieres tocar.

Yo, Dani, te perdono, Dani. Da una patada en el fondo y asciende a la superficie".

Entonces, ¿cuál es el ejercicio de hoy?

> Muy simple, escribe una carta de perdón dirigida de ti a ti misma.
>
> Sobre cualquier tema que te haga sentir culpable. Cualquier tema en el que te coma el debeísmo: Debería haber hecho otra cosa, debería esforzarme más, debería ir al gimnasio, debería adelgazar diez kilos, debería comer de otra manera. No debería haberle hablado así a mi ex. No debería tratar así a mis hijos.
>
> Perdónate por cualquier cosa que te haga sentir culpable.
>
> Si de verdad crees que deberías haberle hablado de otra manera a alguien, escríbele una carta.
>
> Si crees que deberías hablar de otra manera a tus hijos, proponte hacerlo.
>
> Pero, sientas la culpa que sientas, perdónate a ti misma.

LA BÚSQUEDA DE SENTIDO

Has escrito una carta de perdón y otra en la que te perdonabas a ti misma.

El efecto es más rápido si las cartas de perdón se combinan, como en el diseño que proponemos, con ejercicios de búsqueda de sentido, en los que se pide que se escriba sobre qué lecciones se han extraído a partir de la experiencia (McCullough *et al.*, 2006).

Así que hoy vamos a hacer un ejercicio de búsqueda de sentido.

Te propongo que mantengas el enfoque en tu estado emocional, pero que trates de pensar en las lecciones que has aprendido o en la fortaleza que has desarrollado, y en cómo te influyen y te moldean para ser lo que eres hoy.

Cómo influye en tu pasado, en tu presente o en tu futuro.

En quien has sido, en quien te gustaría ser, o en quien eres ahora.

El ejercicio de búsqueda de sentido es importante, puesto que, cuando las personas que han experimentado un evento o eventos traumáticos inician esfuerzos de creación de significado, alterando sus valores, cambiando sus perspectivas y extrayendo significado de sus experiencias, se promueve la recuperación y se brinda una oportunidad para un cambio positivo (Park 2010; Schwarzer & Knoll 2007).

Esta reinterpretación del evento o eventos traumáticos se basa en la teoría del autodistanciamiento, según la cual el cambio de perspectiva desde experiencias negativas a nuevos significados ayuda a superar e integrar el evento o eventos traumáticos (Park, Ayduk, & Kross, 2016).

Estudios empíricos centrados en este modelo han encontrado que la creación exitosa de significado está asociada con:

- el afecto positivo
- las mejoras en el afrontamiento adaptativo
- el procesamiento cognitivo.

(Miao, Zheng y Gan, 2017, Wang *et al*, 2015).

Por lo tanto, la creación de significado se considera un proceso importante en la promoción del procesamiento cognitivo y en la recuperación tras un evento o eventos traumáticos (Zheng, L., Lu, Q. y Gan, Y. 2019).

DEJEMOS LA TEORÍA Y PASEMOS A LO QUE TIENES QUE HACER

Ya has tenido tiempo para expresar tus sentimientos y para reflexionar sobre ellos (en el ejercicio de revelación emocional y en el de cambio de perspectiva).

Ahora tienes que partir de la base de que no eres la única persona que ha pasado por algo así y de que, si otros hemos aprendido de la experiencia, tú también puedes hacerlo, puesto que no eres menos que los demás.

Tu vida es un camino y lo que te pasó te pasó por algo.

Probablemente, te dio la oportunidad de que cambiaras unos patrones que no son útiles y que solo te pueden hacer daño.

Para superar un trauma, o una experiencia dolorosa, es necesario reconocer el miedo a sentir, tener la valentía de afrontarlo, permitir que las emociones afloren sin bloquearlas y lograr que tu mente las deje marchar como si una corriente las arrastrase.

Y después, enfocarse en la parte buena, recogerla y usarla a nuestro favor, que es lo que vamos a hacer a partir de ahora.

LA BÚSQUEDA DE SENTIDO

A veces es muy difícil encontrarle sentido a lo que te pasó, porque te enganchas en la idea de que "Nunca me debería haber pasado esto, es muy injusto, esto solo me ha pasado a mí".

Analicemos esas frases.

ESTO SOLO ME HA PASADO A MÍ

Es lo que nos suele suceder a las supervivientes de abuso sexual, porque nos da la impresión de que esto solo nos ha pasado a nosotras. No es así. Una de cada cuatro mujeres ha sufrido una agresión sexual, pero el tabú es tan enorme que nadie habla de ello, mucho menos si sucedió en la infancia y, desde luego, si lo cometió un miembro de la familia.

De forma que así se crea la impresión de que es algo rarísimo, que rara vez ocurre, que solo te sucedió a ti. Y eso te hace sentir cada vez más sola.

LA FALACIA DE LA JUSTICIA

En primer lugar, debemos comprender lo equivocado y dañino de ese concepto casi mágico que albergamos casi todos nosotros sobre la justicia, y que se traduce en expresiones como "Cada uno tiene lo que se merece", "A cada cerdo le llega su San Martín", "No es justo esto que me pasa", "A este compañero se le trata mejor que a mí y eso es injusto"... Estos pensamientos relacionados con la justicia-injusticia nos hacen mucho daño.

La falacia de la justicia es el sesgo cognitivo que supone que "las personas obtienen lo que merecen", que las acciones necesariamente tendrán consecuencias moralmente justas y apropiadas para el actor que las llevó a cabo. Es un concepto fuertemente arraigado en nuestra sociedad occidental (otras sociedades son mucho más fatalistas) y que nos viene de lejos. Ya la ética aristotélica consideraba la justicia como la principal de las virtudes, ya que el sentido moral, según Aristóteles, está profundamente arraigado en la naturaleza de los humanos, como animales sociales y racionales que somos, y así lo afirma el libro quinto de su *Ética a Nicómaco.*

Pero es a Melvin Lerner, psicólogo social, a quien debemos la acuñación del término "falacia de la justicia". Lerner decidió estudiar las creencias sobre la justicia y la hipótesis de la existencia de un mundo justo en el contexto de la investigación psicológica social sobre las interacciones sociales y sociales negativas (Montada y Lerner, 1998). Lerner veía su trabajo como una extensión del trabajo de Stanley Milgram sobre la obediencia, e intentaba responder desde sus investigaciones a la pregunta de cómo los regímenes más crueles y tiránicos mantienen el apoyo popular y cómo la gente llega a aceptar normas y leyes sociales que producen miseria y sufrimiento (Lerner y Simmons, 1966).

Lerner se dio cuenta de que existe una tendencia muy humana a culpar a las víctimas de lo que les pasa, y esa tendencia proviene, precisamente, de la idea de que el mundo es justo, y por lo tanto muchas veces creemos que, si a alguien le pasa algo malo, "será porque se lo ha buscado". Durante su formación clínica como psicólogo, Lerner observó cómo los profesionales de la salud con los que trabajaba trataban a personas con enfermedades mentales. Aunque Lerner sabía que sus colegas eran personas educadas y de buen corazón, comprobó que a menudo culpaban a los pacientes de sus dolencias (Lerner,1980).

Creemos que vivimos en un mundo justo, que la gente tiene o logra lo que se merece. Pero si indagamos en nuestra propia experiencia y reflexionamos, sabemos que esto no es así.

Cuando sentimos que el mundo no es justo o detectamos una injusticia en un momento concreto, nos enfadamos, nos sentimos mal, nos frustramos, nos come la ansiedad.

Para comenzar, hemos de dejar claro un primer punto: la justicia y la equidad no existen en este mundo.

Se trata de un ideal.

Si la justicia existiera, no habría pobreza, ni guerras.

No tenemos lo mismo que el vecino, no ganamos lo mismo que nuestro amigo, no tenemos la misma consideración que nuestra compañera... Se trata de aceptar realidades.

Lo que te sucedió no es justo, pero tampoco es justo que en Siria y en Palestina estén muriendo niños bombardeados, ahora mismo. O que en Afganistán las niñas no puedan ir a la escuela.

Lo que te sucedió no es justo, pero no te debes quedar enganchada en el pasado: lo importante es seguir hacia adelante.

¿DÓNDE ESTÁ EL SENTIDO DE LAS DESGRACIAS?

A menudo me preguntan en estos casos. "Lucía, pero ¿cómo diablos le voy a encontrar yo sentido a una violación, o a un abuso infantil, o a un maltrato?". O a eventos más comunes y no por ello menos traumáticos. A la muerte de mi madre, a la ruptura amorosa tan tremendamente desgarradora que atravesé, o al hecho de que, después de años preparándome para superar una oposición, nunca lograra aprobarla.

Yo no hablo de lo que me pasó de niña porque esto implica traicionar a mi familia y poner a muchas personas en una situación muy complicada, pero basta decir que viví situaciones muy violentas y de maltrato. Durante años pensé que eso me había tocado la cabeza para siempre y que nunca me iba a poder recuperar. Pero con el tiempo me he dado cuenta de que el hecho de que yo atravesara esas situaciones me ha permitido ayudar a otras personas que las atraviesan, y que puedo encontrar sentido a lo que me pasó si lo utilizo para ayudar a otras, y si colaboro en lo posible para intentar que no siga sucediendo.

Así que sí, sí que puedes encontrar sentido a lo que te pasó.

¿TE HAS ENCONTRADO ALGUNA VEZ PENSANDO QUE...?

- Lo que no te mata te hace más fuerte y esta experiencia me ha hecho más valiente y resistente.
- Esta experiencia me ha hecho descubrir dentro de mí cualidades que ni siquiera sabía que tenía.
- Esta experiencia me ha hecho ver quiénes eran mis verdaderos amigos. Y quiénes estaban ahí por cuestiones que nada tenían que ver conmigo sino con lo que esperaban conseguir de mí.
- Esta experiencia me ha servido para centrarme más en mí misma y en mis capacidades.
- He aprendido que soy más fuerte de lo que creía.
- He aprendido lo que es la resiliencia.
- He aprendido que la soledad no es tan mala.
- He revisado mis ideas románticas e infantiles sobre las relaciones y estoy sustituyéndolas por otras más maduras.

Se te pueden ocurrir muchas otras frases parecidas.

> Lo que te pide este ejercicio es que te sientes a escribir y escribas todo lo que se te ocurra, de forma automática, sobre este tema:
>
> ¿Qué sentido le puedes extraer a una experiencia dolorosa o traumática que atravesaste?
>
> Como siempre, te recuerdo que lo importante es que escribas en escritura automática, dejando fluir tu cabeza. Tus emociones, tus sentimientos.

DISTORSIONES COGNITIVAS

Antes de hacer este ejercicio te voy a explicar lo que son las distorsiones cognitivas, con algunos ejemplos

Las distorsiones cognitivas, o los "estilos de pensamiento inútiles", son formas en las que nuestros pensamientos... se distorsionan (ejem, valga la redundancia). Piensa en esos espejos cóncavos o convexos que a veces has visto en las películas o en los parques de atracciones, en los que el reflejo de la persona que se mira en ellos aparece más alto y delgado o más bajo y gordo. Pues algo parecido sucede con nuestro pensamiento cuando distorsionamos lo que sucede.

Como seres conscientes que somos, los humanos siempre estamos interpretando el mundo que nos rodea, tratando de dar sentido a lo que está sucediendo. Pero a veces nuestros cerebros toman "atajos" y generan resultados que no son del todo precisos. Diferentes atajos cognitivos dan como resultado diferentes tipos de sesgos o distorsiones en nuestro pensamiento. A veces podemos llegar a la peor conclusión posible, y otras podemos culparnos por situaciones en las que no tuvimos ninguna agencia.

Las distorsiones cognitivas ocurren automáticamente (ninguno de nosotros intenta conscientemente pensar de manera inexacta), pero, a menos que aprendamos a detectarlas, pueden tener efectos poderosos –pero invisibles– en nuestro estado de ánimo y en nuestras vidas.

Las distorsiones cognitivas las observó por primera vez Aaron Beck en su investigación con pacientes deprimidos en los años 1960 (Beck, 1963). Constituyeron una parte central de su Teoría cognitiva de la depresión (Beck *et al*, 1979) y, más tarde, de la Terapia cognitivo-conductual (TCC).

Beck era un psiquiatra que también se había formado en psicoanálisis. En la década de 1960 estaba realizando investigaciones sobre el tratamiento de la depresión. Parte de la investigación de Beck en una clínica psiquiátrica implicó realizar entrevistas con pacientes deprimidos, de moderados a graves, a quienes estaba tratando con psicoterapia. Beck animó a los pacientes a hablar libremente sobre lo que les sucedía y su política fue la de la mínima intervención, limitándose a tomar notas mientras los escuchaba. Algunos pacientes también escribieron textos sobre sus sentimientos y pensamientos y Beck los utilizó como datos adicionales.

Cuando Beck examinó lo que le habían dicho sus pacientes, notó que había algo que se repetía en el contenido cognitivo de los pacientes deprimidos: las distorsiones.

Aaron Beck describió por primera vez las distorsiones cognitivas en el contexto de la terapia cognitivo-conductual (TCC) en su artículo de 1963 "Pensamiento y depresión": "Una característica crucial de las cogniciones con este contenido era que representaban diversos grados de distorsión de la realidad. Si bien se esperaría cierto grado de inexactitud e inconsistencia en las cogniciones de cualquier individuo, la característica distintiva de los pacientes deprimidos fue que mostraban un error sistemático, es decir, un prejuicio contra ellos mismos", escribió Beck.

"El paciente deprimido tiende a percibir su presente, su futuro y el mundo exterior (la tríada cognitiva) de forma negativa –continuaba el psiquiatra– y, en consecuencia, muestra una interpretación sesgada de sus experiencias, y presenta expectativas negativas sobre el probable éxito de cualquier cosa que emprenda, así como una enorme cantidad de autocrítica".

Utilizando una metáfora computacional, Beck describió lo que observaba en sus pacientes como un "procesamiento defectuoso de la información".

Pero, para que entiendas mejor de lo que te hablo, voy a hacerte una lista de las distorsiones cognitivas más comunes, con ejemplos.

PENSAMIENTO TODO O NADA

Qué es: El pensamiento todo o nada, o pensamiento dicotómico, consiste en pensar de manera extremista y rígida.

Ejemplos:

> "La gente es mala". "En la vida solo hay predadores y presas". "Es que a mí me sucede siempre lo peor". "Por la noche solo suceden cosas malas". "Las mujeres son más astutas que los hombres". "Nunca esperes nada bueno de la vida". "Todos los hombres son iguales". "Ninguna mujer es buena, excepto mi madre".

PENSAMIENTO POLARIZADO O DICOTÓMICO

Qué es: Otra manera de decir lo anterior, pero con un matiz. Se tiende hacia categorías extremas. Ellos y nosotros, blanco y negro. Unos contra otros.

Ejemplos:

> "Todas mis amigas son guapas menos yo". " O estás conmigo o estás contra mí". "Los del Barça son todos unos imbéciles, hay que ser del Real Madrid". "Todos los israelitas son buenos, todos los palestinos son malos" (o viceversa). "En la gente de Bolaños del Condado no se puede confiar, solo en la de Pelayos del Zarzal". "La gente de izquierdas huele mal", "Los de derechas son todos unos rancios".

PERSONALIZACIÓN

Qué es: Supone asumir la responsabilidad de hechos o situaciones que en realidad no estaban bajo nuestro control.

Ejemplos:

> "Yo soy la que une a mis padres". "Yo tenía que haber sabido lo que pasaba". "Si yo hubiera estado allí esa noche, no se habría suicidado". "Ha colgado ese post en redes sociales porque quiere que yo lo lea".

SOBREGENERALIZACIÓN

Qué es: implica sacar conclusiones generales a partir de una sola experiencia o evento.

Ejemplos:

> "Mi madre siempre está insoportable". "No me volvió a llamar porque es un jodido narcisista". "Dijo eso porque es una loca".

RAZONAMIENTO EMOCIONAL

Qué es: Tender a razonar en función de cómo la persona se siente en determinado momento. Pensar desde la emoción, no desde la razón.

Ejemplos:

> "Me siento insignificante, todo esto es muy injusto". "Ramón me ha puesto los cuernos, me quiero morir, la vida no tiene sentido". "No me han admitido en ese colegio, me siento fatal, yo soy un fracaso, son unos pijos de mierda y este pueblo es clasista".

DEBEÍSMO

Qué es: Se manifiesta en los *deberías*. La persona mantiene normas rígidas y estrictas de cómo deberían ser las cosas, en lugar de como son.

Ejemplos:

> "Debería estudiar más". "No debería, sentirme tan mal". "No tendría que llorar aquí". "Debería ser más alegre, me da vergüenza ser como soy". "Debería haberle dicho que hiciera un testamento". "Las buenas personas deberían condenar este hecho".

LECTURA DE PENSAMIENTO

Qué es: Creer que uno sabe lo que están pensando o pensaban los demás.

Ejemplos:

> "Sé que mi madre nunca va a respetarme". "Yo tengo claro que Marco y Gema iban a por mí".

CATASTROFIZACIÓN

Qué es: Imaginar o rumiar el peor resultado posible, sin importar lo improbable de su ocurrencia, o pensar que la situación es insoportable o imposible de tolerar, cuando en realidad solo es incómoda (o muy incómoda) o inconveniente.

Ejemplos:

> "Yo misma elegí a mi novia, la cagué, y no me voy a enamorar nunca más, no tiene solución". "Yo ya he jodido mi vida y esto ya no tiene arrelgo". "Vivir sin él es intolerable". "Después de lo que hice, no tendré carta de recomendación y nunca más encontraré trabajo".

ETIQUETADO

Qué es: Hacemos un juicio sobre nosotros o sobre otros, nos ponemos una etiqueta inamovible que nos condiciona a nosotros o a otros.

Ejemplos:

> "Soy una inútil". "Soy tonto". "Yo no me sé manejar en la vida". "No soy interesante". "No tengo nada que decir". "Estoy gorda".

DESCALIFICACIÓN DE LO POSITIVO

Qué es: restar importancia, ignorar o quitarles valor a experiencias positivas, centrándose en lo que va mal.

Ejemplos:

> "Sí, en mi instituto me dicen que soy inteligente y todo eso, pero yo no lo creo". "Me dieron una indemnización, pero eso no arregla nada".

FALACIA DE CAMBIO

Qué es: Consiste en creer que el bienestar de uno mismo depende de manera exclusiva de los actos de los demás. La persona suele creer que para que su situación cambie, otra persona debe cambiar. O al revés: uno cree que puede cambiar a los demás.

Ejemplos:

> "Si mi madre no me estuviera llamando todo el día, seguro que yo me portaría mejor". "Si mi marido dejara de beber, todo se arreglaría". "Si Carlos volviera conmigo, mi vida se arreglaría". "Ahora es un poco tarambana, pero mi amor le cambiará".

CULPABILIDAD

Qué es: Obviamente, sentirse culpable por algo de lo que uno no tiene la culpa.

Ejemplos:

> "Mis padres se separaron por mi culpa, si no hubiera estado llorando todo el día habrían seguido juntos". "Sé que me maltrataba, pero no puedo evitar sentirme culpable". "Si mi hijo toma drogas, algo hemos debido de hacer mal". "Se suicidó por mi culpa" (el suicidio y la adicción son fenómenos multifactoriales, nunca hay una sola razón).

FALACIA DE CONTROL

Qué es: Creer que uno tiene control sobre lo que le rodea. O, al contrario, creer que uno está controlado totalmente por las circunstancias y no puede hacer nada, que no tiene control sobre nada.

Ejemplos:

> "Si yo no protejo a mis hijos, ¿quién los va a proteger?". "Yo soy responsable de lo que les suceda a mis hijos". "Sé que está mal mirarle el teléfono, pero es que no quiero que me ponga cuernos

como se los puso a su exmujer" (si te quiere ser infiel, que mires el teléfono no va a servir de nada).

FALACIA DE JUSTICIA

Qué es: Creer que todo en la vida debe medirse según ciertos parámetros sobre lo que es justo o injusto, y obsesionarse con ellos.

Ejemplos:

> "No hay derecho a que me hayan suspendido el examen". "Es injusto que no pueda tener vacaciones" (Paradójicamente, estas personas no suelen reparar en lo injusto que es que las mujeres en Afganistán no tengan derecho a estudiar o a salir a la calle sin su tutor, y ellas sí).

MAXIMIZACIÓN

Qué es: La maximización es una distorsión del pensamiento que sucede cuando nos pasa algo que tiene consecuencias buenas y malas (como la mayoría de las cosas), y pensamos o nos centramos en las cosas malas, causando que se vean más grandes de lo que son, que se maximicen. En el caso de las personas maximizadoras, el problema radica sobre todo en el esfuerzo por elegir *lo mejor de lo mejor*, en obsesionarse con que sea así y, por lo tanto, con el miedo a no hacerlo.

Ejemplos:

> "El día en la playa podría haber sido muy bonito, pero me dejé el biquini en casa y me tuve que poner uno que me dejó mi prima que no me sienta tan bien, eso me arruinó el día". "Después de este error, he hundido mi carrera profesional". "Me dan igual las buenas notas que he tenido en el resto de la carrera, ya no tienen importancia. Lo que importa ahora es que he suspendido psicometría".

MINIMIZACIÓN

Qué es: Lo contrario de lo anterior. Consiste en restar importancia a cosas que sí la tienen.

Ejemplos:

> "Sí, me ha sido infiel/me grita/consume drogas, pero sus cualidades positivas superan a las negativas". "Me trata fatal, pero es muy bueno en la cama". "Todas mis amigas me dicen que lo deje, pero en realidad no es para tanto". "Tan mala no será la cocaína si todos mis amigos la toman".

ABSTRACCIÓN SELECTIVA O FILTRAJE

Qué es: Centrarse en ciertos aspectos, generalmente negativos, de una situación, obviando otros aspectos relevantes para poder interpretarla correctamente. Es decir, focalizamos en los aspectos negativos de una situación, magnificándolos, a la vez que ignoramos aquellos de tipo positivo, de forma que vemos la realidad a través de un filtro que destaca únicamente los aspectos más desagradables y deja borroso el resto. Tiene mucho que ver con la autoestima, porque las personas con baja autoestima tienden a filtrar lo malo antes que lo bueno.

Ejemplos:

> "Sí, ya sé que me han ascendido y que cobro muy bien, pero mi trabajo es un espanto". "Mi jefe es un inútil total y mi trabajo es lo peor". "Todo esto es insoportable, la situación entre mis padres ya no hay quien la aguante, no puedo más". "El hotel era muy bonito, según mi marido, pero a mí el color rosa de las colchas me arruinó la escapada romántica". "Tú dices que soy muy guapa, pero nadie puede ser guapa con mi nariz".

Antes de hacer el ejercicio, te voy a contar tres historias sobre tres personas que llegaron al centro en el que yo hice prácticas tras haber sufrido una crisis de pánico.

CASO DE MARTA, EN UNA SITUACIÓN DE SURMENAGE LABORAL

Situación ansiógena

A Marta la ascienden a un puesto que siempre ha deseado, pero cuando empieza a trabajar en él se da cuenta de que se trata de un regalo envenenado. Marta sufre un problema en el trabajo porque le encargan más tareas de las que puede realizar. Y, cuando pide ayuda, se encuentra sin ninguna respuesta. Le dicen que no hay presupuesto para contratar a un ayudante.

Situación desencadenante de una crisis de ansiedad

En esta situación, Marta va dejando trabajo aparcado y se concentra en lo importante, así que gran parte de las tareas no se hacen. Como consecuencia, una partida importante de producto no llega a su destino y no se sabe dónde está. Parece ser que ha habido un fallo en la cadena burocrática que decidía la contratación y el destino de esa partida.

Pensamientos que desencadenan la crisis de ansiedad, distorsiones cognitivas

- "Me van a echar". Marta incurre en una catastrofización, o visión catastrófica, está haciendo una visión de futuro antes de que suceda. Y de hecho no la echaron.
- "Soy una inútil". Etiquetado. Marta se pone una etiqueta. Obviamente no es una inútil si consiguió llegar hasta ese puesto.
- "Esto es injusto". Falacia de la justicia. Por supuesto que es injusto, pero el mundo en sí es injusto desde el momento en que hay mujeres perdiendo a sus hijos en Siria en una guerra absurda. Obsesionarse con la injusticia de la situación impide muchas veces ponerse a arreglarla, porque la víctima se queda estancada en esa idea.
- "Todo lo malo me pasa a mí". Pensamiento dicotómico o polarizado, todo o nada. No le pasa todo lo malo. A Marta le han pasado

muchísimas cosas buenas a lo largo de la vida y a los demás también les pasan cosas malas.

- “Soy tonta”. Marta incurre en un nuevo etiquetado.
- “Esto no va a acabar nunca”. De nuevo visión catastrófica y pensamiento todo o nada.
- “Ojalá estuviera muerta”. Ideación suicida. Es muy triste que lo piense, pero en realidad no quiere morirse. Quiere acabar con la situación, que no es lo mismo. Pero las distorsiones cognitivas le impiden ver la salida.
- "No aguanto más, no puedo más, no lo voy a resistir y me van a echar del trabajo". Marta incurre en un razonamiento emocional porque cree que lo que siente es automáticamente verdadero y no lo es: de hecho, pudo y aguantó. También hay sobre generalización y catastrofización.
- “Yo misma me lo he buscado, no debería haber aceptado este puesto”. Personalización. No pasó porque ella lo buscara, pasó porque esa organización es un desastre. Culpabilización. No fue culpa de ella, puesto que no podría ni haber imaginado lo que iba a pasar.
- “Debería haber investigado sobre el puesto antes de aceptarlo”. Debeísmo. Pensar que ella debería haber hecho una cosa o debería haber hecho otra. Casi nadie investiga exhaustivamente sobre un puesto antes de aceptarlo.
- “Tú me dices que tengo que hablar de todo esto con el director, pero un buen trabajador no debería delatar a sus compañeros”. Debeísmo. Claro que tiene que hablar con el director, no hay otra manera de salir de la situación.

Cómo se resolvió la situación

En primer lugar, para calmar la ansiedad, Marta tuvo que ver las distorsiones cognitivas, pero sobre todo tuvo que intentar acabar con el debeísmo.

Marta tenía muy metida en la cabeza la idea de que una persona ha de darlo todo en el trabajo y que debe esforzarse lo máximo posible. También tenía la idea de que no se debe delatar a sus compañeros. Y había catastrofizado pensando que, si delataba a sus compañeros, lo siguiente que pasaría es que la echarían a ella.

Finalmente, Marta escribió una carta al cargo más alto (el director, que no estaba al cabo de la calle de nada) con copia a varios cargos, exponiendo la situación con datos y explicando que ese fallo podría volver a repetirse.

También se presentó al médico de la mutua, después de que le hubiéramos dejado muy claro que debía narrar punto por punto todos sus síntomas.

Obtuvo una baja por ansiedad y el mes que no estuvo en el trabajo quedó claro y evidente que ese departamento no podría funcionar sin ella. Y que las otras tres personas que estaban en el departamento ni siquiera estaban al día de los procedimientos burocráticos que había que seguir en la mesa de contratación.

Se asignó más personal a ese departamento y ascendieron a Marta.

Este es un final feliz, pero en la gran mayoría de los casos, el acosado o la acosada abandona la empresa porque es una situación demasiado tóxica para soportarla, y si está bien asesorado demanda a la empresa y suele ganar. Abandonar la empresa nunca es un fracaso. Al contrario.

CASO DE SILVIA, EN UNA SITUACIÓN DE PAREJA

Situación ansiógena

Silvia sospecha que su marido le es infiel. Hay un montón de pequeños detalles que se lo hacen sospechar. Cada vez que intenta hablarlo con su marido, él le dice que ella tiene un problema de celotipia, que ve cosas donde no las hay, que es una obsesiva, una controladora. La anima incluso a ir a un psicólogo.

Un día, el ordenador de su marido se estropea. Silvia lo lleva a arreglar. El técnico hace una copia del disco duro... El resto lo podéis imaginar.

Descubre entonces que su marido está abonado a una página de contactos de *escorts* y que durante un año ha estado pagando a diferentes mujeres.

Silvia ha sido sometida a maltrato psicológico. Su marido ha negado la percepción de Silvia y ha intentado convencerla de que estaba loca. Le ha hecho luz de gas.

Situación que desencadena la crisis

Cuando descubre que no solo lo que ella imaginaba era verdad, sino que era mucho peor. La segunda crisis de ansiedad se presenta la primera vez que tiene que dejar que su hijo vaya a pasar el fin de semana con su padre.

Pensamientos que desencadenan la crisis, distorsiones cognitivas

- “No voy a poder soportarlo”. Sobregeneralización, visión catastrófica y razonamiento emocional.
- “Él es un psicópata”. Etiquetado.
- “Le va a hacer algo malo al niño”. Visión catastrófica.
- “Soy estúpida”. Etiquetado.

- "Yo misma me lo he buscado, nunca debería haberme casado con él". Culpabilidad y debeísmo.
- "Si no fuera porque tengo un hijo, me mataría". Ideación suicida.
- "Esto no es justo". Falacia de la justicia.
- "Si mi marido fuera a terapia, yo sería mucho más feliz". Falacia del cambio. Su felicidad no depende de su marido, su felicidad no depende de los demás, la felicidad y la serenidad son cuestiones internas.
- "Si yo hubiera tenido más sexo con él, no habría buscado a otras fuera de casa". Falacia del cambio, lo que él haga depende de sí mismo y no de lo que ella le dé. Fue él quien decidió comportarse así.

Cómo se resolvió la situación

Silvia identificó sus pensamientos ansiógenos y entendió que no había razón para preocuparse. También empezó a hacer actividades placenteras cuando su hijo no estaba en casa (iba al gimnasio, sobre todo, que le encantaba, y al cine con sus amigas). Al poco, disfrutaba del tiempo para sí misma, en los momentos en los que su hijo no estaba en casa, y aprendió a entender que el hecho de que su marido tuviera un problema de adicción al sexo (lo tenía), no le incapacitaba a él para cuidar de su hijo. Además, cuando le correspondía a su hijo quedarse con su marido, normalmente el padre pasaba el fin de semana con sus padres, los abuelos del niño, lo que permitía a Silvia hablar con los abuelos y tranquilizarse.

CASO DE JUAN, UNA SITUACIÓN SOCIAL DE ACOSO

Situación ansiógena

Juan es un *influencer* que lleva varios años sufriendo acoso en redes y recibiendo insultos y amenazas. Ha recibido amenazas de muerte, ha perdido varios trabajos, porque las personas que le acosan exigían su despido y enviaban cientos de mensajes a las marcas con las que trabajaba (Esto le ha sucedido a varias *influencers* y a muchas personas que son famosas en las redes).

Situación que desencadena la crisis de ansiedad

En el mismo día, por la mañana una persona le insulta en plena calle. Por la noche, en un bar, un *hater* le reconoce y le intenta agredir (el chico iba borracho y drogado).

Pensamientos que desencadenan la crisis de ansiedad, distorsiones cognitivas

- "Van a matarme". Visión catastrófica.
- "Esto nunca se va a acabar". Visión catastrófica además de pensamiento polarizado, no se puede decir nunca.
- "Nunca más volveré a trabajar". Visión catastrófica, pensamiento polarizado.
- "Yo mismo me lo he buscado, debería haber controlado más lo que digo en las redes". Culpabilización y debeísmo.
- "Esto es injusto". Falacia de la justicia.
- "No aguanto más, no puedo más". Visión catastrófica. Obviamente pudo más. Razonamiento emocional, porque creía que lo que él sentía era la verdad.
- "Siempre me meto en líos". Pensamiento polarizado. Es falso porque muchas veces le han salido las cosas bien. De hecho, muy pocas personas consiguen lo que él ha conseguido siendo tan joven.

Cómo se resuelve la situación

Acude a un terapeuta. Denuncia la situación a la policía. Busca otras marcas. Gracias a su terapeuta, adopta una actitud proactiva.

El ejercicio de hoy

1. Busca un sitio en el que no te vayan a molestar durante veinte minutos.
2. Concéntrate, enciende una vela si hace falta.
3. Prepara lápiz y bolígrafo.
4. Pon el cronómetro a 20 minutos.
5. Ahora recuerda una situación en la que experimentaste mucha ansiedad. Sí, puede ser una situación que viviste hace mucho tiempo.
6. Escribe sobre el papel, en escritura automática, todos los pensamientos que se te vienen a la cabeza cuando recuerdas esa situación. Repito: todo lo que se te viene a la cabeza.
7. Si aparecen ideaciones suicidas ("Estaría mejor muerta", "Lo que quiero es morirme", etc.), piensa que no estás loca, ni loco, ni es algo raro, sino que es bastante común en situaciones de ansiedad. No reprimas ese pensamiento. No te sientas culpable, no sientas vergüenza. Pero sí debes considerar muy seriamente hablar de esto con un profesional. No lo dejes pasar.
8. Cuando acabes, deja el papel en barbecho. Vete a hacer cualquier otra actividad. Si te encuentras mal, si mantienes esa sensación de ansiedad, dúchate y visualiza el agua llevándose todos esos pensamientos.

Horas más tarde, evalúa lo que has escrito e intenta buscar las distorsiones cognitivas. Te advierto que prácticamente todo el papel estará lleno de ellas, porque las situaciones de ansiedad disparan las distorsiones cognitivas. Márcalas y ponles nombre.

CREACIÓN DE AFIRMACIONES POSITIVAS

Por favor, es muy importante que te concentres en este ejercicio, y que le dediques tu plena atención y tu interés, porque te puede proporcionar una herramienta utilísima para gestionar esos momentos en los que sientes que el estrés y la ansiedad amenazan con desestabilizar tu vida.

Este ejercicio te puede ayudar muchísimo.

Hablemos primero de qué son las afirmaciones positivas.

Las afirmaciones positivas son frases breves, repetidas con frecuencia, diseñadas para fomentar sentimientos, pensamientos y actitudes positivas y felices. No tienen ningún significado espiritual ni religioso en el sentido tradicional y pueden usarse para muchos propósitos.

Las autoafirmaciones son frases que afirman la propia valía y que permiten a quienes las repiten reafirmarse en la autointegridad o la autocompetencia (Steele, 1988; Cohen y Sherman, 2014).

Practicar afirmaciones positivas puede ser extremadamente sencillo. Porque todo lo que necesitas hacer es elegir una frase y repetirla. O varias. Escribirlas si hace falta, crear un muro de afirmaciones, o incluirlas en meditaciones guiadas.

Puedes utilizar afirmaciones positivas para motivarte, para fomentar cambios positivos en tu vida o para aumentar tu autoestima. Si a menudo te ves atrapada en un diálogo interno negativo, se pueden utilizar afirmaciones positivas para combatir estos patrones, a menudo subconscientes, y reemplazarlos por otros más adaptativos.

¿Hay ciencia detrás de las afirmaciones positivas?

Ciencia, sí. Magia, no.

Las afirmaciones positivas requieren de una práctica regular cuando se desea realizar cambios duraderos y a largo plazo en la forma de pensar y sentir. La buena noticia es que la práctica y la popularidad de las afirmaciones positivas se basan en una teoría psicológica bien establecida y ampliamente aceptada: La teoría de la autoafirmación.

La teoría de la autoafirmación es una teoría psicológica que se centra en cómo los individuos se adaptan a informaciones o experiencias que amenazan su autoconcepto. Claude Steele popularizó originalmente la teoría de la autoafirmación a finales de la década de 1980 (Steele,1988) y sigue siendo una teoría bien estudiada en la investigación psicológica social (Cohen y Sherman, 2007).

La teoría de la autoafirmación postula que las personas están motivadas a mantener una visión positiva de sí mismas y que nos gusta percibirnos como autocompetentes. La autoeficacia percibida es un concepto postulado por Albert Bandura, que hace referencia a las creencias de las personas acerca de sus propias capacidades para el logro de determinados resultados. Es decir, nos gusta percibirnos como útiles y capaces (Bandura, 1997). Las autoafirmaciones pueden restaurar la autoeficacia percibida. Sin embargo, no quedan muy claros los mecanismos subyacentes asociados con la autoafirmación.

En 2016, un equipo dirigido por el profesor Christopher Cascio, de la Universidad de Wisconsin, examinó los mecanismos neuronales de la autoafirmación mediante imágenes de resonancia magnética funcional. Los resultados demostraron que los participantes que usaban afirmaciones positivas (en comparación con los participantes que no las usaban) mostraron una mayor actividad en regiones clave del autoprocesamiento del cerebro (corteza prefrontal medial y corteza cingulada posterior) y de la valoración (estriado ventral y corteza prefrontal medial ventral). Estos resultados resaltaban la existencia de procesos neuronales asociados con las afirmaciones positivas (Cascio *et al*, 2016)

Está bien documentado que hombres y mujeres buscamos mantener una visión positiva de nosotros mismos y que por lo tanto estamos abiertos a cualquier estímulo externo que nos ayude a mantenerla (Sherman y Cohen, 2006). Las autoafirmaciones positivas pueden disminuir el estrés, aumentar el bienestar, y prepararnos para un cambio de comportamiento (Cohen y Sherman, 2014).

Una vez explicado esto, pasemos al ejercicio.

LISTA DE TODAS LAS DISTORSIONES COGNITIVAS

Primero haz una lista de todas las distorsiones cognitivas que aparecieron en el ejercicio de ayer. Como, por ejemplo:

- No lo aguanto más.
- No puedo más.
- Quiero morirme.
- Estaría mejor muerta.
- Esto es injusto.
- Siempre me pasa todo a mí.
- Nunca me pasa nada bueno.
- Acabaré sola, me voy a quedar sola.
- Soy una inútil.
- Soy tonta.
- Van a por mí.
- Mi jefe es un psicópata.
- Mi ex es un psicópata.
- A partir de ahora todo va a ir a peor.
- No hay forma de que salga de esta situación.

Repito. Haz una lista de todo lo que aparezca, incluso si te parece desproporcionado o loquísimo. Recuerda que en situaciones de extrema ansiedad nuestra cabeza hace un truco y nos empieza a mandar pensamientos muy distorsionados.

Por lo tanto, no te asustes ni te avergüences si aparecen pensamientos delirantes, furiosos, enloquecidos, rabiosos, retorcidos o deformados, porque ese tipo de pensamientos los hemos tenido casi todas las personas en algún momento de nuestra vida. Vale, algunas no. El Dalai Lama, quizás no. Ni tu prima Samarkanda, que es profesora de yoga. Pero si tú no los hubieras tenido alguna vez, no te habría atraído este libro.

Ni eres rara, ni estás loco, ni se te ha ido a la cabeza. Eres una persona humana y los humanos, como muchos mamíferos, reaccionamos exageradamente en momentos en los que percibimos una amenaza.

CAMBIO POR AFIRMACIONES REALISTAS Y NO DISTORSIONADAS

Después, coge esas frases e intenta cambiarlas por afirmaciones positivas.

Te pongo algunos ejemplos:

- Distorsión cognitiva: *No lo aguanto más.*
- Afirmación positiva: *Aguantaré perfectamente, he aguantado cosas peores.*

- Distorsión cognitiva: *No puedo más.*
- Afirmación positiva: *Puedo perfectamente. En mi vida he superado momentos peores. Y esto también lo superaré.*

- Distorsión cognitiva: *Esto es injusto.*
- Afirmación positiva: *El mundo es injusto, esta es una situación injusta más que atravesaré, como he atravesado otras situaciones injustas en la vida. Porque la vida es una*

sucesión de desafíos que a veces te trae muchas recompensas.

- Distorsión cognitiva: *Siempre me pasa todo a mí.*
- Afirmación positiva: *No siempre me he pasado todo lo malo a mí, hay personas que tienen vidas mucho peores que yo, y en mi vida ha habido cosas muy buenas.*

- Distorsión cognitiva: *Nunca me pasa nada bueno.*
- Afirmación positiva: *En mi vida ha habido muchos momentos maravillosos. Aunque haya momentos en los que no pueda verlo, en mi vida ha habido momentos maravillosos, y los volverá a haber.*

- Distorsión cognitiva: *Acabaré sola, me voy a quedar sola.*
- Afirmación positiva: *Nunca estoy sola porque me tengo a mí misma, que soy lo más importante que tengo, y a partir de ahí siempre puedo crear conexiones con otras personas. Desde el momento en que aprenda a amarme a mí misma, nunca voy a estar sola.*

- Distorsión cognitiva: *Soy una inútil.*
- Afirmación positiva: *Soy útil y valiosa.*

  Aquí sería importante que pudieras hacer una lista de cosas buenas e interesantes que has hecho en la vida. No soy inútil porque tengo tres carreras, o porque dirijo un departamento, o porque conseguí ganar la final de ajedrez cuando tenía diez años, o porque he criado a dos hijos maravillosos, o porque he sabido cuidar a mis sobrinos, o a mi perro o a mis gatas, o porque he compuesto unas canciones increíbles. Lo que quieras. Todo el mundo tiene un logro en la vida, por pequeño e insignificante que parezca. Conseguir que un perro viva hasta los catorce años estando a tu cuidado parece una cosa pequeña, y sin embargo es un milagro. Lo mismo digo de criar a tus hijos, o conseguir llevar al día el cuidado de una casa. No hace falta haber descifrado la fórmula de la Coca cola para haber conseguido un triunfo importante.

- Distorsión cognitiva: *Soy tonta.*
- Afirmación positiva: *Soy inteligente.*

Aquí sería importante que pudieras recurrir a la lista de cosas buenas e interesantes que has hecho en la vida.

- Distorsión cognitiva: *Van a por mí.*
- Afirmación positiva: *No tienen poder sobre mí.*

En situaciones de acoso, esto de "van a por mí" es cierto, pero también lo es que irían a por cualquiera que les molestara. En cuanto desaparezcas de ese entorno tóxico, irán a por otra persona. Y tú puedes desaparecer de ese entorno tóxico. Todo consiste en que reúnas fuerzas y establezcas un plan de acción.

- Distorsión cognitiva: *Mi jefe/mi ex es un(a) psicópata, y estoy completamente a su merced.*
- Afirmación positiva: *Mi jefe/mi ex no tiene poder sobre mí.*

No pienses en él o en ella. Quizás lo sea o quizás no lo sea, pero lo importante es que pienses en reconstruirte tú y alejarte de su órbita, no en ponerle etiquetas.

- Distorsión cognitiva: *A partir de ahora todo va a ir a peor.*
- Afirmación positiva: *A partir de ahora puede ir todo a mejor si yo tomo las riendas de mi vida y empiezo a amarme y ayudarme a mí misma.*

- Distorsión cognitiva: *No hay forma de que salga de esta situación.*

- Afirmación positiva: *He salido de situaciones muy complicadas en la vida y también sabré salir de esta.*

- Distorsión cognitiva: *Quiero morirme.*
- Afirmación positiva: *En realidad no quiero morirme, pero a veces lo pienso porque estoy bajo estrés y presión.*

- Distorsión cognitiva: *Estaría mejor muerta o muerto.*
- Afirmación positiva: *Soy una persona única, como todas las personas, y como todas las personas he venido al mundo por algo y estoy bien aquí. Estoy muy bien viva o vivo.*

No lo olvides. Si sigues pensando en algunas ocasiones que quieres morirte o que estarías mejor muerto o muerta, debes hablar con un profesional de la salud mental.

Es importante que tengas la lista de afirmaciones positivas, porque mañana hay otro ejercicio en el que las vas a necesitarla.

EJERCICIO DE ESPERANZA

Las investigaciones realizadas durante las últimas tres décadas han establecido que la esperanza está relacionada con resultados positivos en terapia y con la mejora del bienestar. La terapia de la esperanza se desarrolló originalmente para optimizar la consecución de objetivos exitosos mediante el incremento del optimismo y la esperanza. La terapia de esperanza se ha adaptado para ser administrada en diferentes formatos, en consultas de terapeutas con diversos antecedentes profesionales y con pacientes participantes que presentan una variedad de condiciones de salud (tanto física como mental) crónicas (Cheavens y Guter, 2018).

Una de las primeras pruebas empíricas de la terapia de la esperanza basada en el modelo de esperanza de Snyder (López y Snyder, 2018), introdujo una intervención grupal de ocho sesiones (el tiempo total de tratamiento era de 16 horas) que incluía material destinado a optimizar las habilidades de establecimiento de objetivos, el desarrollo de habilidades sociales y la creación de "rutas hacia las metas", anticipando posibles obstáculos y generando y manteniendo la energía necesaria para hacer un uso exitoso de la planificación de objetivos. Durante el transcurso del tratamiento, los participantes informaron grandes aumentos en la esperanza.

La esperanza, en esencia, es una expectativa futura positiva. Se basa en la confianza de que en el futuro podemos solucionar los problemas del presente. Como tal, es importante diferenciar la esperanza y las intervenciones de terapia de esperanza asociadas de otros constructos de expectativas positivas. Como constructo, la esperanza está más estrechamente relacionada con el optimismo de Scheier y Carver (Scheier y Carver, 1985) y la autoeficacia de Bandura (Bandura, 1997).

El propósito de este ejercicio es el de infundir energía positiva inspirada en la esperanza. Enseñar y aumentar la familiaridad con el lenguaje de la esperanza puede ayudar, sobre todo a los más jóvenes, a reconocer y usar el lenguaje, lo que fomenta un cambio de pensamiento (Gwinn & Hellman, 2019).

Este es el ejercicio:

> Primero, piensa en un objetivo vital que te estés marcando ahora. El que ahora sea importante para ti: Dejar a mi pareja tóxica definitivamente, encontrar un trabajo mejor, salir de la depresión, superar mi duelo, enfrentarme con calma a mi enfermedad, dejar de fumar, hacer más ejercicio, establecer contacto cero con mi ex, establecer límites claros con mi familia tóxica... el que quieras.
>
> Recuerda que cuanto más concreto sea el objetivo, más fácil te va a resultar el ejercicio.
>
> Después, siéntate y responde a estas preguntas:
>
> 1. Describe tu objetivo con el mayor detalle posible.
> 2. ¿Cuánto deseas esta meta?
> 3. Describe por qué quieres lograr el objetivo. Haz una lista de lo que te está motivando.
> 4. Imagina que acabas de lograr tu objetivo. Describe cómo crees que te sentirás en el futuro.
> 5. Enumera los caminos (acciones/estrategias) que puedes utilizar para lograr tu objetivo.
> 6. Describe las barreras potenciales para cada camino que has enumerado.
> 7. Describe un momento en el que lograste una meta superando barreras. ¿Cuáles fueron las barreras y cómo las superaste?

8. Elige el mejor camino de entre los que has descrito en el punto 5 y describe cómo superarás las barreras.
9. ¿Cuáles son las dos o tres cosas que se deben lograr para que alcances tu meta?
10. Identifica personas y/o recursos en tu entorno en quienes puedes confiar como fuente de apoyo para lograr tu objetivo.
11. Describe algo que lo motive (p. ej., una música, una película, una persona). Piensa en cómo puedes usar esta inspiración para ayudarte a alcanzar tu meta.

EJEMPLO DE RESPUESTAS

Para que te hagas una idea de cómo debe ser el estilo de respuesta a las preguntas, te dejo las respuestas de Joana, una chica de 17 años:

1. *Quiero estudiar música y dedicarme a ella. No me importa si no me vuelvo superfamosa y superconocida, con tal de no vivir debajo de un puente. Quiero mudarme de la casa de mi padre y poder vivir de mi trabajo.*
2. *Muchísimo. Es la única cosa que quiero. En realidad, no es la única cosa que quiero en mi vida, pero es una de las principales.*
3. *Quiero vivir de mi música porque es mi pasión y creo que se me da bien. Y quiero independizarme. Quiero mudarme de la casa de mi padre porque ahora estoy viendo que me estaba manipulando, y quiero reparar la relación con mi madre porque la quiero.*
4. *Ya no sé si estaría feliz, lo que se dice feliz, pero estaría tranquila y estaría más feliz de lo que estoy ahora. Obviamente habría problemas, quiero decir que siempre habría otros problemas, pero creo que tendría un nivel de comodidad más alto. Me sentiría orgullosa. Principalmente orgullosa. Orgullosa nada más que por*

poder independizarme yo misma, sin ayuda de mis padres ni de nadie, y por haber salido de mi situación. Orgullosa y tranquila, mucho más tranquila que ahora.

5. *Voy a encontrar un trabajo, probablemente de camarera o de dependienta en alguna tienda. Cumplo los dieciocho este mes y ya puedo trabajar. Soy guapa y simpática, hablo inglés y un poco de francés, no me va a ser difícil. Viviré de eso e intentaré mudarme con una amiga o con varios amigos. A la muy desesperada creo que mi madre me podría dejar dinero, Voy a empezar a buscar ya plazas para escuelas de música. No sé si voy a poder entrar en una de las cuatro escuelas públicas que he escogido. Como son públicas, son gratuitas, pero eso hace más difícil entrar. Pero yo creo en mí misma y sé que, aunque sea en el turno de tarde, lo podría hacer. Ya me han ofrecido trabajo en un bar, no sé si es lo que quiero, porque no me gusta trabajar de noche. Pero si no encuentro nada mejor, lo aceptaré. Así que tendría que encontrar alguna manera de equilibrar el trabajo y el estudio, pero sé que puedo hacerlo.*
6. *Que no me acepten en ninguna de las cuatro escuelas, primero. Y que no encuentre trabajo y no me pueda independizar y que mi madre no me deje dinero.*
7. *Cuando era pequeña mi abuela me regaló por mi cumpleaños un teclado Casiotone, que ella creía que era un juguete, pero no lo era, era un teclado de adulto. Yo quería aprender a tocar el teclado, pero mi padre me decía que no teníamos dinero suficiente para clases. Empecé a buscar tutoriales en YouTube y en cuatro o cinco meses conseguí llegar a un nivel de destreza bastante alto y creé un grupo. Y aunque ya no hay grupo, porque nos hemos separado, fue un momento del que me siento muy orgullosa, y orgullosa de mí misma.*

8. *Si me rechazan en las cuatro escuelas puedo esperar un año más hasta que se vuelvan a abrir las plazas o, a la muy desesperada, intentar entrar en una privada. Si no encuentro trabajo seguiré buscando porque, vamos a ver, siempre puede haber trabajo. Si no me deja dinero mi madre trabajaré en lo que haga falta hasta que me pueda independizar.*
9. *El mejor camino es que me acepten en una de las escuelas y que encuentre trabajo. Estaría bien si fuera bien remunerado, pero sabemos que en España es difícil y no creo que necesite nada más. Porque no necesitaré desesperadamente el dinero de mi madre si puedo trabajar.*
10. *Creo que mi madre. Aunque nos hemos peleado, siempre me va a apoyar. Al final creo que mi amiga Penélope me dejará, aunque sea, dormir en el sofá de su piso un par de meses hasta que pueda encontrar trabajo. Creo que mi amigo Jesús me podrá ayudar para estudiar el examen de ingreso en la escuela de música y que Rosa me puede conseguir enchufe para encontrar trabajo en un bar de del barrio.*
11. *Alguien que me motive: Nivek Ogre porque, aunque tuvo problemas con varios productores y siempre le estaban p*teando las discográficas, consiguió hacer más de cuatro grupos importante para el rock. Y también, aunque tuvo muchos problemas personales, sigue vivo, que eso es bastante impresionante en el mundo del rock a su edad. No ha muerto de una sobredosis.*

POR SI NO SE ENTIENDEN LOS PUNTOS 1 Y 11

Punto 1

Describe tu objetivo de la manera más concisa posible.

Ejemplos:

"Voy a dejar mi matrimonio atrás y voy a construir una vida sana y feliz para mí y para mis hijos".

"Voy a superar mi infancia y mi pasado y voy a construir una vida centrada en mí misma y en mi futuro".

"Voy a vivir mi enfermedad con una actitud calmada y positiva y voy a hacer todo lo que esté en mi mano por curarme, y voy a aprender y crecer en el proceso".

"Voy a aceptar mi duelo y voy a aprender y crecer en el proceso. Sé que un duelo puede llegar a durar dos años, sé que pasaré por diversas fases, pero saldré fortalecida de él y no me impedirá ser feliz en el futuro".

Punto 11

Describe algo que lo motive (p. ej., una música, una película, una persona). Piensa en cómo puedes usar esta inspiración para ayudarte a alcanzar tu meta.

Ejemplos:

Cuando tuve una operación muy complicada (un tumor en el pecho), mi inspiración siempre fue mi amiga Gracia, que había superado un linfoma de Hodkings. Copié todo lo que ella hizo: su actitud, su forma de alimentarse, incluso los libros que leía. Pensé que, si ella había podido, yo podía. No era tanto que pensase que podía sobrevivir (obviamente, sobreviví, si no yo no estaría escribiendo esto), como que quería contagiarme de su actitud clara, tranquila, serena y proactiva,

Marylin Van Derbur fue Miss América y es una mujer muy famosa en Estados Unidos. En 1991 reveló que había sido víctima de abuso sexual desde los cinco hasta los dieciocho años, cuando se fue de la casa materna. En 1991 nadie –o prácticamente nadie– reconocía algo así en público. Las memorias de Van Derbur han inspirado a toda una generación que se atrevió a hablar del tema desde entonces.

Otro libro de memorias, *I have been buried under years of dust,* de Valerie Gilper, que describe la experiencia de una madre con una hija que tiene autismo no verbal, ha ayudado a miles de madres de hijos con autismo no verbal y las ha inspirado.

La cantante Adele ha inspirado a muchas niñas que no eran demasiado delgadas ni normativamente guapas a reconciliarse con su cuerpo. Triunfó estando gorda (luego adelgazó, eso es harina de otro costal) y demostró que no hace falta parecer un insecto palo para ser percibida como bella y triunfar en la música.

¿PUEDO CAMBIAR MI VIDA?

Eres peluquero. Has pasado años aprendiendo el oficio y ahora ganas tu dinero trabajando en un salón a tiempo completo. Es un lugar muy conservador y no te permite experimentar. Siempre has tenido ganas de más. Te aburres. Te sientes destinado a algo más grande. Te da hasta vergüenza pensar esto, pero en realidad siempre te has visto a ti mismo como un artista. Durante años has estado jugando con la idea de pedir un crédito y abrir tu propia peluquería, algo más vanguardista, creativo y moderno. Nunca has dado el salto. Te dices a ti mismo: "No sé nada sobre negocios", "Soy demasiado inexperto" y "No hay forma de que pueda ganar suficiente dinero siendo autónomo". Así que sigues siendo peluquero en un salón de barrio en el que te aburres. Porque tienes una jefa tóxica que te minusvalora y te convence de que no vas a valer para más. En realidad, tu jefa tóxica sabe que vales para mucho más y tiene miedo de que te vayas, y por eso te está haciendo de menos constantemente. Estás bien siendo peluquero, así que te conformas con eso.

Vives con un hombre (una mujer) que te trata como si fueras un felpudo. En realidad, todo sería tan simple como coger la puerta e irse. El divorcio existe. Pero no te sientes capaz. Crees que va a ser imposible vivir sin él (o sin ella). De vez en cuando tu compañero o compañera se da cuenta de que está estirando el chicle demasiado, así que, cuando sospecha que te puedes ir de verdad, es amable durante unos cuantos días. Te conformas con esas migajas de afecto. Te enganchas al refuerzo intermitente Y sufres.

Cuando te casaste, dejaste la carrera universitaria para dedicarte a tu marido y a tus hijos. Todo salió bien, tienes una casa estupenda, un marido al que amas, unos hijos sanos y felices. Pero siempre te ha quedado esa espinita de no haber acabado la carrera. Te gustaba, eras buena. De vez en cuando te dices a ti misma que te podrías reenganchar a la universidad y acabarla, pero enseguida te convences de que no va a poder ser. Porque la casa te da mucho trabajo. Porque, aunque ya sean mayores, tus hijos te necesitan. Porque no te atreves, a los cuarenta y tantos años, a compartir aula con niños de veinte... ¡Si hasta los profesores van a ser más jóvenes que tú! No, cuando la idea te revuela por la mente, la apartas de un manotazo como a una mosca molesta.

Estudiaste administración de empresas, tal y como quería tu padre. Sacaste la carrera con buenas notas, empezaste a trabajar muy joven. A los cuarenta te sientes cómoda en un trabajo estable y bien remunerado en el que has trabajado duro durante años. Pero te aburres muchísimo. Le das muchas vueltas a la cabeza sobre la tentación de desafiarte a ti misma, de liderar nuevos proyectos y de crecer profesionalmente. Fantaseas con dejar tu trabajo y comenzar un negocio de tecnología. Al fin y al cabo, tienes un dinero ahorrado, pero... no te atreves a dar el paso.

¿Te reconoces en algo?

¿Hay algún aspecto de tu vida que crees que deberías cambiar, pero te da mucho miedo salir de la zona de confort?

A veces no son decisiones tan importantes, sino cosas tan simples como ¿debo dejar de invitar a mis reuniones a mi cuñada, que no hace más que hablar mal de mí? (pero me da miedo ofender a mi hermano), ¿debo dejar de salir con ese grupo de amigos que beben de más y que no me aportan nada? (pero me da miedo quedarme en casa mano sobre mano los fines de semana), ¿debo empezar a ponerle límites a esa madre tan intrusiva que tengo? (pero me da miedo entrar en un conflicto abierto con ella)...

Antes de todo, conecta con tu Yo Superior.

CONECTA CON TU YO SUPERIOR

En psicología a veces hay cosas que se ponen de moda. El mindfulness se ha puesto de moda, por ejemplo. El EMDR también. O la psicoterapia integrativa relacional. En realidad, en cualquier campo, en cualquier disciplina del saber, en cierto momento determinadas técnicas o estrategias se hacen más populares que otras. Y a mí esto no me parece ni mal ni bien, y espero que en un futuro la escritura expresiva se ponga de moda también y sea tan popular aquí como lo es en Estados Unidos.

Últimamente veo que mucha gente habla de un concepto que viene del esoterismo y al que se refieren como el Yo Superior.

Tu Yo Superior es la parte de ti de la que no eres consciente y que tiene toda la información sobre ti que tú no ves.

Ciertas personas le dan a este concepto un barniz esotérico, asegurando que cualquier duda que tengas sobre ti te la puede responder el Yo superior: Por qué estás aquí, quién eres de verdad, cuáles son tus creencias más profundas, cómo está tu cuerpo en cada momento, quién eras antes de llegar al mundo y quién vas a ser después.

Pero no hace falta ponerse esotérico. Tu Yo Superior es tu autoconciencia.

La autoconciencia es la capacidad de identificar nuestros propios sentimientos, pensamientos y comportamientos, así como comprender cómo están relacionados. Esta capacidad nos permite reflexionar sobre nosotros mismos para identificar fortalezas y debilidades, para poner límites o para proponernos metas. Nos faculta también para redirigir ciertos aspectos de nuestra personalidad. Atención, no eliminarlos, sino focalizarlos. La autoconciencia es uno de los pilares más importantes de la inteligencia emocional. Nos sirve para fomentar el crecimiento personal y la autodeterminación, porque al identificar de forma consciente nuestras emociones somos capaces de entendernos mejor, de tomar decisiones más sensatas y de crear relaciones más sólidas con los demás.

La autoconciencia puede definirse para un individuo como la conciencia de sí mismo en un continuo tiempo-espacio y de sus interacciones con el entorno. También abarca la conciencia que el individuo tiene de su propia identidad, construida a lo largo del tiempo en la interacción con los demás. Está en la raíz de procesos de nivel superior, como la teoría de la mente o la empatía, procesos que nos permiten no solo ser conscientes de los demás, sino también diferenciarnos de ellos, de su imagen y de sus experiencias perceptivas y emocionales (Decety y Sommerville, 2003; Rochat, 2003). En definitiva: saber quiénes somos, más allá de lo que los demás digan sobre nosotros. Y, por lo tanto, protegernos y cuidarnos.

La autoconciencia se encuentra en la intersección de diferentes disciplinas, como la neurofisiología, la psiquiatría, la psicología/neuropsicología, el psicoanálisis y la filosofía, lo que sitúa a este concepto el centro de muchos temas de investigación. (Damasio *et al.*, 2000; Ionta *et al.*, 2011).

Además, la importancia del espejo en los modelos psicoanalíticos y de psicodesarrollo de la autoconciencia fortalece el lugar del yo en la construcción del reconocimiento de la autoimagen que implica la autoconciencia (Wallon, 1934). Es decir, saber verse tal y como uno es permite entenderse.

Para Goleman, el aspecto más importante de la inteligencia emocional radica en el conocimiento de uno mismo y de los propios sentimientos. La comprensión y la autoconciencia son aspectos gracias a los cuales las personas superan los sentimientos negativos intensos, tienen así una actitud positiva ante la vida y no se dejan desbordar por las emociones.

La autoconciencia sabe reconocer los propios estados de ánimo, los recursos y las intuiciones.

Pongo un ejemplo: muchas personas que se presentan en urgencias lo hacen porque han intentado suicidarse, pero en último momento han cogido el teléfono y han llamado a alguien. En ese momento han operado su parte sana y su autoconciencia.

Imaginemos que Paula vive sometida a una relación tóxica en la que su novio le dice constantemente que es tonta, amenaza con abandonarla por cualquier tontería, le hace luz de gas, le miente, la insulta, la ridiculiza... Paula acaba tan deprimida que se plantea suicidarse y se toma un *blíster* de pastillas más dos botellas de vodka. Pero, en el último momento, se da cuenta de la barbaridad que ha hecho y llama a su hermana.

¿La ha salvado un Yo Superior místico y conectado con la Fuente Profunda del Universo? No, la ha salvado su parte sana, su resiliencia, su autoconciencia. Y, después, la han salvado la ambulancia que la lleva al hospital y los médicos que le hacen un lavado de estómago.

Tu Yo Superior es la parte innata de ti, tu temperamento, que está por encima de las creencias limitantes.

Pero si queremos llamarle Yo Superior, yo encantada.

Lo importante es que todos y todas seamos conscientes de que contamos con esos recursos y de que tenemos que aprender a confiar en nuestra intuición, en la parte más sana de nosotras mismas.

Y aprender a trabajarla.

Yo misma estuve enganchada en una relación tóxica muy dura. Si aguanté demasiado tiempo fue porque pensaba que no sabía vivir sola o porque había interiorizado algunas ideas absurdas sobre el amor romántico. He aprendido cuánto me costaron aquellas estúpidas creencias. Me costaron dinero, en primer lugar. Pero también felicidad, autenticidad y conexiones con personas increíbles. Y cuanto antes te des cuenta del costo de albergar estas creencias en tu sistema, más rápido podrás comenzar a dar lo mejor de ti. Por supuesto que hay que recorrer un largo camino para deshacerse por completo de esta percepción sesgada de ti y reconocer que lo que piensas sobre ti es falso.

Pero, en las sabias palabras de Martin Luther King, "No tienes que ver toda la escalera, solo da el primer paso".

Y el primer caso para cambiar tu vida es eliminar todas esas creencias limitantes.

Nunca es demasiado tarde. Hay personas que han cambiado por completo de carrera a los cincuenta años (yo misma) y que se han divorciado con setenta.

No estás demasiado gorda. Hay cantantes, artistas, raperas, actrices, empresarias exitosas mucho más gordas que tú.

No eres demasiado fea ni demasiado vieja, tú eres mucho más que tú físico.

Es mentira que no puedas vivir sola (esa es la creencia limitante más tóxica de todas). Estoy rodeada de amigas de mi edad que viven solas. Todas se han divorciado, excepto una que nunca se casó, y todas son razonablemente felices (nadie es extáticamente feliz, eso es otro mito, pero te puedo garantizar que son mucho más felices que cuando estaban casadas).

En fin, hay cientos de creencias limitantes que te atan a una vida que en el fondo no quieres.

Así que el primer paso es imaginar cómo sería la vida que de verdad querrías.

Luego, intentar construirla.

Vamos al ejercicio.

Coge el boli y escribe.

1. Visualízate al final de tu vida, sentado/a con tu creador (Dios, el Universo, tu Yo Superior, la Virgen María, La Pachamama... cualquier otra cosa en la que creas). Si no crees en nada de eso, visualízate hablando con tu Yo Superior. Tu Creador (Dios, el Universo, tu Yo Superior, la Virgen María, La Pachamama...) te está preguntando "¿Qué pasó? ¿Cómo era tu vida? ¿Fuiste feliz?".

2. Explícale cómo te sientes. Con honestidad. Explica tu vida de una manera que se alinee con el curso en el que se encuentra actualmente. "Bueno, ya sabes, pues estuve bastante bien trabajando como peluquero, pagué las facturas, pero siempre me he preguntado cómo hubiera sido si hubiera abierto mi propio local". "Pues me pasé toda la vida casada con Zutano, siempre pensaba en divorciarme, pero nunca tuve el valor de hacerlo y, mal que bien, acabé la vida con él". "Pues siempre pensé en coger el portante e ir a vivir a otro país para no tener que aguantar más a mi familia tóxica, pero... mira, nunca tuve el valor, y les aguanté hasta el final de mi vida".

   O le dices: "Mira que le di vueltas a acabar la carrera y volver a la Universidad, pero nunca me atreví".

   O quizá: "Pues fui ejecutivo de cuentas hasta la jubilación, y la verdad es que me aburrí mucho".

   Lo que se te ocurra.

   Escríbelo.

3. Tu creador (Dios, o el universo, o blablablá, ya tú sabes) ahora dice: "Ah, pero... ¡Mira! Tengo un video de la vida que podrías haber vivido, la vida vivida por la versión de ti que no tenía ninguna de esos miedos que llevabas arras-

trando todo el tiempo. La versión de ti que se arriesgó y que aprovechó todas aquellas oportunidades".

Visualiza cómo sería ese video.

Mira todas las experiencias increíbles que ha vivido tu otro yo.

Ese otro yo que dejó a su pareja tóxica o se buscó un trabajo sin jefes tóxicos, o cortó el contacto con su familia tóxica, o abrió una peluquería, o montó un negocio propio. O estudió una carrera. O puso límites a su cuñado, o a su madre. Quizás se fue a vivir a un piso compartido. O con una amiga, o con su hermano. Quizás se apuntó a un curso de macramé o a una cuadrilla de senderismo. O a un grupo de Internet que quedaba para ir al cine o al teatro.

Mira la vida que vivió ese yo alternativo.

Las amistades y conexiones que hizo.

Los lugares que vio.

La tranquilidad que experimentó.

Mira el video con todo detalle.

Escribe la vida que vivió tu yo alternativo.

Escribe cómo te hace sentir el contraste entre ese video y tu vida real.

Cuanto más grandes sean los sueños que tengas, más triste te sentirás.

El objetivo es solo despertarte al potencial que sabes que tienes dentro de ti.

Recuerda que puedes imaginar la vida que quieras: Cambio de ciudad, dejo a mi pareja, abro un negocio, dejo de salir con los amigos del barrio, abandono a mi familia o me reconcilio con mi familia. Lo que quieras.

Hace tiempo yo escribí: "Estudio otra carrera".

En aquel momento escribía un sueño, no pensaba que de verdad fuera a estudiar otra carrera. Y sin embargo lo hice. Empecé a estudiar Psicología con cincuenta años, cuando nadie daba un duro por mí.

Lo digo porque a veces hace falta imaginar las cosas antes de hacerlas.

Imaginé una vida en la que no tuviera que trabajar como periodista, siempre dependiendo de que me llamaran y me ofrecieran trabajo, siempre sin saber si podría o no facturar al siguiente mes, y siempre exponiéndome en exceso. Y aquí estoy.

4. Si puedes, escribe ambas vidas posibles (la que llevas y la que imaginas) en dos folios de cuaderno diferentes.

   Compáralas.

   No hace falta que cambies tu vida inmediatamente. De momento, basta con que hayas podido imaginar otra.

UN POQUITO DE INTROSPECCIÓN

DÍA 12

La introspección es un proceso psicológico que implica mirar hacia adentro para examinar los propios pensamientos, emociones, juicios y percepciones... y también prejuicios e ideas equivocadas sobre nosotras mismas.

En psicología, la introspección se refiere al proceso informal de explorar los propios estados mentales y emocionales. Aunque, históricamente, el término también se aplica a un proceso más formalizado que alguna vez se utilizó como técnica experimental.

Una forma de utilizar la introspección es la reflexión, que implica examinar conscientemente nuestros procesos psicológicos internos. Cuando reflexionamos sobre nuestros pensamientos, emociones y recuerdos y cuando examinamos lo que significan, nos involucramos en la introspección. Pero tengo que incidir en la palabra "conscientemente". Existe una enorme diferencia entre darle vueltas a la cabeza sin sentido y hacer un ejercicio serio, consciente, de introspección.

La introspección es importante por varias razones. Nos ayuda a reflexionar y, desde luego, constituye una herramienta valiosa (por no decir la principal) en los tratamientos de salud mental que involucran psicoterapia.

Además, hacer una inmersión reflexiva en nuestra propia psicología puede ayudar a mejorar nuestros niveles de autoconciencia. Ser consciente de uno mismo y adquirir conocimiento de uno mismo a través del acto de reflexión está relacionado con niveles más altos de resiliencia y niveles más bajos de estrés (Cowdeny Meyer-Weitz, 2016).

De esta manera, la reflexión introspectiva ayuda al crecimiento personal y te permite reconocer y comprender mejor lo que piensas y sientes. Y, desde ese punto, mejorar tu salud mental y tu bienestar percibido (Pal, 2021).

El proceso introspectivo proporciona conocimientos que no son posibles de asimilar de otra manera; no existe ningún otro proceso o enfoque que pueda proporcionar esta información. La única manera de entender por qué piensas o sientes de cierta manera es a través del autoanálisis o la reflexión.

La introspección puede ayudarte a establecer conexiones entre diferentes experiencias y sus respuestas y puede mejorar tu capacidad de empatía (Jubraj *et al*, 2016). Porque cuanto más nos comprendemos a nosotros mismos, más fácil resulta comprender a los demás. Podemos ponernos en su lugar e imaginar cómo pueden sentirse.

Otra ventaja de la introspección es que nos convierte en líderes más fuertes. Las personas que se comprenden a sí mismas son capaces de liderar a otros de manera eficaz y, a menudo, también toman mejores decisiones (Lilienfeld, Basterfield 2020). Así que te voy a plantear diez tareas para ayudarte a reflexionar sobre ti misma.

1. Escribe sobre un momento en el que te sentiste realmente orgullosa de ti misma.

   Enumera todo lo que recuerdas de ese día.

   ¿Dónde estabas?

   ¿Qué hiciste?

2. Enumera cinco cualidades (al menos) que te hacen única.

   No necesitan ser grandes maravillas. Sé creativa con las respuestas. A mí me hace única, por ejemplo, el ser capaz de sembrar el caos en una habitación de hotel en apenas diez minutos.

3. Piensa en un desafío que enfrentaste y en cómo te volviste más fuerte gracias a él.

   Intenta ser específica con esta tarea.

Piensa en una ocasión determinada que fue particularmente desafiante. Es decir, algo muy concreto como aprobar el carnet de conducir a la cuarta, tras tres intentos fallidos, aprobar una asignatura particularmente difícil o dejar a una pareja.

¿Cómo afrontaste esta situación?

¿Cómo te ayudó esta experiencia a crecer y fortalecerte?

4. ¿Cómo puedes amarte más a ti misma hoy?

   Enumera tres actividades que harás para sentirte bien, por pequeñas que sean.

   Un buen punto de partida es pensar en actividades que encajen en estas categorías:

   Física (un paseo).

   Social (quedar con las amigas).

   Intelectual (leer un buen libro).

   Espiritual (ir a misa, o a cualquier evento espiritual).

   Emocional (escribir esta lista).

5. Escribe diez cosas que hayas logrado y de las que estés orgullosa.

   Pueden se grandes o pequeñas, pero que sean importantes para ti. Aprender a cocinar, por ejemplo. O a conducir. También puedes mencionar haber aprobado la oposición, conseguir un trabajo que querías o haber superado una ruptura sentimental.

6. Enumera al menos diez pequeñas cosas que te hagan feliz.

   Luego encierra en un círculo la(s) que harás hoy.

   Por ejemplo: Charlar con tu mejor amiga, pasear al perro, prepararte una buena taza de té, tomar un baño.

Al enumerar las pequeñas cosas, puedes tener más control para asegurarte de que sucedan, de modo que puedas sentirte bien o darte un impulso cuando más lo necesites.

7. ¿En qué eres realmente buena?

   Podría ser una habilidad, una forma de interactuar con la gente, un pasatiempo, cualquier cosa.

8. Soy digna de la felicidad porque...

   Piensa en por qué la felicidad es importante para ti y qué significa.

9. Escribe una carta de referencia para ti.

   Sí, así es como suena. Imagina que estás escribiendo una carta de referencia. Has sido tu propia empleadora y ahora te tienes que recomendar a ti misma. Si fueras tu exjefe ¿cuál sería la carta de referencia que escribirías sobre ti?

10. Enumera cinco cosas que te apasionen.

    ¿Qué te ilumina, te da curiosidad y te emociona?

INTROYECCIÓN DE LA CULPA

Un famoso humorista español insultaba y vejaba a su pareja constantemente. Hasta que la abogada de su mujer le propuso a la esposa que grabara las conversaciones.

La esposa presentó las conversaciones grabadas en un juzgado y se condenó al humorista.

Los opinólogos de las redes sociales inmediatamente le dieron la razón al humorista, con el argumento de que su esposa había sido infiel y que por eso él gritaba como gritaba.

La esposa no había sido infiel, pero, aunque lo hubiera sido, él podía haberla dejado, o haber abandonado la casa, o haber cortado relaciones con ella... pero nada justificaba que le gritara, la insultara, y la vejara. Estaban culpando a la víctima, desplazando la culpa desde el agresor a la agredida.

Y así lo entendió el juez.

Mientras yo escribía este libro, se publicó que un chico había agredido sexualmente a tres chicas en un instituto de Móstoles. Luego se ha sabido que cuando la primera chica quiso denunciarlo y sus padres reclamaron que se iniciara un protocolo de acoso, desde el colegio se les dijo que no era para tanto y que el problema era que su hija no se adaptaba.

Prácticamente en todos los casos de acoso que salen a la luz en medios (y solo salen a la luz cuando la cosa ya es muy llamativa, porque la víctima se ha suicidado, o porque la policía ha tenido que intervenir), sabemos que a la víctima no se le prestó atención y que se le vino a decir que la culpa era suya porque no se adaptaba.

En prácticamente todos los casos de abuso infantil sobre los que he oído hablar o sobre los que he leído a lo largo de toda mi carrera, se venía a decir que la culpa era de la víctima. Porque el agresor convencía a la víctima de que lo suyo era distinto, que era una historia de amor y que ella había querido.

En los acosos laborales sucede siempre lo mismo. Excepto que la víctima haya grabado todas las conversaciones y el agresor haya sido tan estúpido como para decir explícitamente las cosas, es muy difícil probar el acoso laboral, porque el jefe y la dirección dicen que la víctima no se adaptaba bien al entorno laboral.

Ahora imagina a una chica que en el fondo está celosísima de la que todo el mundo considera su mejor amiga o a una madre que no puede superar que su hija la aventaje. En lugar de asumir esa realidad, empieza a culpar a la amiga o a la hija, asegurando a quien quiera escucharla que tiene un carácter difícil o que no le presta la suficiente atención, o que siempre se muestra desconfiada y recelosa, cuando no agresiva, o que no está todo lo disponible que requeriría una relación madre e hija o una relación de amigas.

Da igual que el agresor verbal sea una pareja tóxica, o un jefe tóxico, o una amiga tóxica, o una madre tóxica, o un entorno escolar completamente tóxico, el sistema funciona siempre igual. Se culpa a la víctima. Ya hemos hablado de ello cuando explicábamos por qué surge la falacia de la justicia. ¿Te acuerdas?

El problema no está en ti, está en él (o en ella).

Ahora bien, el agresor o agresora, lejos de afrontar que tiene un problema de autoestima y autoconfianza, te castiga poniendo en evidencia cosas que no son verdad. Te dispara su rabia, su inseguridad, sus propios problemas y proyecta sus emociones negativas en tu persona, como si tú fueras una pantalla.

Porque de ese modo consigue:

- Ignorar el problema, que deja de ser del agresor y empieza a ser de la víctima.

- Liberarse de esa carga interna y pasártela a ti para que cargues con su mochila.
- Generar culpa en los demás para conseguir una posición de poder. "Yo no tengo el problema, lo tienen los demás. El mundo es quien debe moverse a mi alrededor, no yo".
- Distorsionar de tal modo su realidad que llega a creerla. Porque las personalidades narcisistas, al interpretar que son los demás quienes tienen el verdadero problema, logran desplazar el foco de la responsabilidad.

En conclusión: No intentes nunca debatir con una persona con rasgos narcisistas porque jamás reconocerá la culpa.

En su cabeza, la culpa es tuya.

¿QUÉ SIGNIFICA INTROYECTAR?

El mecanismo de introyección consiste en tomar como propio algo que es externo. La imagen que mejor describe este mecanismo es la de tragar un bocado entero, sin masticar.

Por poner un ejemplo, muchas personas en todo el mundo creen que las parejas homosexuales no deben adoptar niños o niñas. No existe ningún estudio que pruebe que un niño criado por una pareja homosexual vaya a tener una vida mejor o peor que un hijo criado por una pareja heterosexual, pero introyectan esta idea como cierta.

De la misma manera, una generación entera no nos hemos bañado hasta dos horas después de comer pensando que se nos podría cortar la digestión. O nos cortábamos las puntas en luna llena convencidas de que el pelo crece más, porque introyectamos esa superstición como una verdad.

Otras creencias erróneas muy comunes y que destrozan una relación sexo-afectiva: "Si un chico o una chica no es romántico o no tiene detalles románticos es que no está enamorado/a", "Si es verdadero amor se sabe desde el principio", "Los celos son una muestra de amor", "Si realmente hay amor no se siente atracción por otras personas", "Si realmente hay amor, tiene que haber sexo siempre".

Así es fácil que un miembro de la pareja intente culpabilizar a otro con escenas de celos, o exigiendo mucha atención o mucho sexo.

O creencias erróneas sobre el trabajo: "Trabajar no le gusta a nadie y solo se hace para ganar dinero", "Solo cambiaría de trabajo si estuviera completamente seguro", "No es bueno centrarse en una sola línea de trabajo y es mejor trabajar en lo que vaya saliendo", "El mejor trabajo es el mejor pagado".

Así es fácil que alguien se quede en un entorno tóxico y no se atreva a dejar su trabajo.

No podían faltar las creencias sobre los hijos: "Los hijos siempre deben cuidar a los padres", "Un padre o una madre nunca se equivocan", "Yo sé lo que necesita mi hijo", "Los padres siempre deben estar disponibles para sus hijos", "Un buen padre o madre está siempre que su hijo le necesita", "Si algo sale mal con los hijos es culpa de los padres".

Así es fácil que un padre o madre culpabilice a su hijo, o que su hijo o hija le culpabilice a él o a ella.

Esta premisas, normalmente, son frases expresadas por el padre o por la madre, o a veces por los profesores o por algún miembro significativo, que propician que el niño o la niña que las escucha a menudo las adopte como suyas, de manera que las termine asimilando como una introyección. Y así, cuando sean adultos, formarán parte de sus actitudes y de su realidad.

Cuando introyectamos, tomamos ideas, valores o creencias de nuestro entorno y los asimilamos como nuestros, y como válidos, pero sin ningún tipo de elaboración propia. No hacemos como cuando masticamos algo y luego lo digerimos para obtener lo que es nutritivo y desechar el resto, no. Nos los tragamos enteros, sin masticar.

Como sucedería con un alimento, este material de ideas sin digerir (introyectado) permanece allí, ocupando lugar, impidiendo la elaboración de conceptos propios, y creando disonancia cognitiva y malestar.

La introyección es una adaptación forzosa. Los introyectos nos fuerzan a actuar de cierta manera y no de otra. Nos crean una enorme disonancia cognitiva, sentimiento de culpa y ansiedad.

Introyectar la culpa de otro es muy fácil. El otro echará mano de dogmas "La amistad exige disponibilidad total", "Las buenas hijas cuidan de sus madres", "El verdadero amor todo lo perdona" y frases grandilocuentes de ese tipo, y conseguirá que nosotros las asimilemos como verdades.

Cuando alguien utiliza la introyección como mecanismo defensivo, dice "yo" cuando se trata más bien de "ellos": "Yo creo que..."; pero, en realidad, "Son ellos quienes creen que...".

Para desprenderse de este mecanismo, es importante escuchar lo que se siente. La emoción es siempre auténtica, y cuando alguien se fuerza a seguir un mandato que en realidad es pernicioso para él o ella, algo en su interior suele rebelarse/revelarse.

Por ejemplo: Imagina a alguien que crece con la idea de que "Cuando hay amor siempre hay sexo". En el momento en que deja de sentir deseo por su pareja, o en el momento en que su pareja deja de mostrarle el mismo deseo que al principio, se siente mal, ansioso o ansiosa. No puede pensar que lo normal en la mayoría de las parejas es que el deseo decrezca, y que eso no significa que haya menos amor. Siente que "debería" hacer algo por "salvar" su relación, y se siente ansioso (ansiosa) y culpable.

Otro ejemplo. El hijo de Tania tiene diecinueve años. Ha dejado de estudiar, no trabaja. Vive, en teoría, con sus padres. La verdad es que utiliza esa casa como fonda. Se pasa de vez en cuando a dormir y a cambiarse de ropa, pero la mayoría del tiempo sus padres no tienen ni idea de lo que hace. Un día llama a su madre pidiéndole que le haga una transferencia instantánea por móvil, de cincuenta euros. Su madre se niega. Entonces él dice "Pues tendré que vender el móvil, y será tu culpa". No es culpa de Tania. El que va a tomar la decisión es él, pero Tania ha introyectado el mandato de que "Una buena madre protege a sus hijos en cualquier circunstancia". Su hijo lo sabe, y se aprovecha. Tania se siente culpable y le acaba transfiriendo los cincuenta euros.

El ejercicio de hoy.

> Piensa en todas las veces que te has sentido culpable de lo que te han hecho. Por ejemplo, una de las participantes de este curso me escribía diciendo que su terapeuta opinaba que ella siempre exculpaba a su agresor. Y le exculpaba porque su agresor había conseguido que ella interiorizara la culpa.
>
> Si sufriste acoso escolar, piensa en las veces que te vino a la cabeza que todo estaba sucediendo porque tú eras rara y no te adaptabas.
>
> Si el agresor era una pareja tóxica, piensa cuántas veces se te pasó por la cabeza que eras tú la que le provocabas o que eras tú la que no se esforzaba lo suficiente en la relación.
>
> Si era tu familia, si era tu amiga, si era un jefe tóxico, si era un familiar... ¿cómo te hicieron sentir? Piensa en las veces que te manipularon para que creyeras que la responsable de esa situación eras tú.
>
> ¿Cuántas veces creíste que tenías la culpa o la responsabilidad?
>
> Sirven también situaciones cotidianas. Tu jefe te hace sentir culpable porque no te quedas un rato más después de tu hora de salida. Tu madre te hace sentir culpable porque no quieres acompañarle de compras. Tu familia te hace sentir culpable porque no quieres ir a la boda de tu prima Emilia, con la que siempre te has llevado muy mal...

Como siempre, la clave de estos ejercicios es que escribas muy rápido. Que escribas todo lo que te viene a la cabeza sin analizarlo, sin preocuparte por las comas o por buscar palabras bonitas.

De momento solo queremos hacer un *brainstorming* y que saques a la luz todas las veces que has cargado con la culpa que en realidad tenían otras personas. Ya tendremos ocasión de ver por qué lo has hecho.

REVISIÓN A LAS CREENCIAS LIMITANTES

DÍA 14

Primero vamos a examinar la diferencia entre creencia limitante y distorsión cognitiva.

A los psicólogos les ha fascinado durante mucho tiempo el hecho de que las personas no solo forman actitudes sobre sí mismas, sino que pueden definirlas y explicarlas claramente cuando se les pregunta ("Soy particularmente bueno resolviendo problemas"; "Soy una gran comunicadora"), sino que también tienen creencias inconscientes positivas o negativas sobre sí mismos ("Nunca seré bueno en las relaciones sociales", "No se me dan bien las ciencias porque soy un poco lenta").

Lo que resulta especialmente interesante es que es posible presentar un autoconcepto positivo (cómo nos percibimos y evaluamos a nosotros mismos), ignorando o no reconociendo la influencia de creencias y actitudes inconscientes negativas en nuestros pensamientos y comportamientos (Conner y Barrett, 2005).

¿Qué pasa si estas actitudes inconscientes nos están frenando y se han convertido en creencias autolimitantes que reducen nuestra autoestima? ¿De dónde vienen y qué podemos hacer al respecto? Rudman (2004) sugiere que estas actitudes inconscientes provienen del pasado (a menudo olvidado), mientras que el autoconcepto verbalizado, el que sí expresamos claramente, proviene de aprendizajes y experiencias más recientes. Es decir: yo puedo decir que se me da bien escribir porque he ganado premios siendo ya mayor de edad, pero probablemente no sepa reconocer otras creencias inconscientes negativas que albergo sobre mí, porque las introyecté siendo muy pequeña.

Otras investigaciones, como la de Olson y Fazio (2002), descubrieron que estas creencias a menudo reflejan el aprendizaje y las experiencias de la niñez, incluida la cultura en la que crecimos. Lo que vivimos, aprendimos y experimentamos con la familia, los amigos, la escuela, y los mensajes que nos llegan la sociedad, los medios de comunicación, todos contribuyen a las creencias autolimitantes.

Conner y Barrett (2005) sugieren que evaluamos continuamente las situaciones en función de si nos ayudarán o nos obstaculizarán, y las creencias inconscientes desempeñan un papel en esta evaluación.

Cuando nos enfrentamos a una situación nueva, es más probable que la consideremos como dañina si tenemos creencias negativas acerca de nosotros mismos, lo que lleva a experiencias emocionales y tal vez a comportamientos destructivos. Si una de nuestras creencias autolimitantes es que nunca seremos buenos en matemáticas, podemos experimentar fuertes emociones negativas en cualquier situación en la que se requieran matemáticas (por ejemplo, a la hora de hacer una declaración de la renta) y, por lo tanto, emplear tácticas de evasión (por ejemplo, encargarle esa declaración a un gestor), tal vez en detrimento de nuestra carrera.

Aprender a reconocer las creencias autolimitantes y cómo impactan en nuestras emociones y comportamiento es clave para tener una mayor autoestima y ser más inteligentes emocionalmente.

Las creencias limitantes son creencias que hemos introyectado. Creencias sobre las personas, sobre la vida, y sobre la forma en que funciona el mundo. Estas suposiciones son autolimitantes, porque te impiden lograr lo que eres capaz de hacer. Todos albergamos creencias limitantes sobre nosotros mismos, seamos conscientes de ellas o no.

Vienen en diferentes formas, tamaños y niveles de impacto. Pero, al igual que un parásito, incluso la más pequeña puede arruinar tu vida.

Si sigues aferrándote a tus viejas creencias autolimitantes, es imposible que llegues a donde quieres ir. A donde mereces ir.

El primer paso para llegar allí es borrar por completo esas creencias de tu sistema.

Son como un virus que te han metido en el ordenador y que ralentiza el procesamiento de la CPU. Las creencias autolimitantes son suposiciones o percepciones que tienes sobre tu propia valía o tus propias posibilidades.

Nadie se libra de tener alguna creencia limitante.

Consiste en una percepción restrictiva sobre nosotros mismos, que consideramos completamente verdadera y que rara vez, por no decir nunca, pondremos en duda.

La mayor parte de las veces el sentimiento de culpa parte de una creencia limitante. No te digo que en algunas ocasiones no sea así. Evidentemente, si yo hubiera atropellado a un gatito porque iba borracha me sentiría enormemente culpable y tendría toda la razón en sentirme culpable.

Pero vamos a hablar de ese otro tipo de culpa que muchas veces nos impide avanzar y nos crea ansiedad.

Los pensamientos limitantes, y la culpa entre ellos, están tan íntimamente arraigados en nosotros que los consideramos verdades irrefutables. Al menos hasta que la vida, otro ser o una buena inspiración personal nos lleve a reconsiderarlos con nuevos ojos.

Al incluir expresiones limitantes en nuestro diálogo interno, nos llenamos la cabeza de ideas restrictivas, arquetipos que nos presentan el futuro como algo catastrófico, que nos disparan la ansiedad hasta la estratosfera.

Las creencias limitantes son como campos de minas en nuestro discurso interno. Nos impiden avanzar y dinamitan nuestras posibilidades. Merman nuestra esperanza, el sentido de autoeficacia, la confianza en nuestras habilidades. Nos ciegan. Distorsionan nuestra visión de la realidad, arruinan el potencial nuestros recursos, nos frenan a la hora de iniciar proyectos. No dejan que nos creemos metas realistas porque tendemos a pensar que no las vamos a conseguir.

Las creencias limitantes nos sitúan en la baja autoestima y en la culpa. En esa inquietante idea de que algo no va bien en mí, de que no soy suficiente. De que he de cambiar, he de mejorar, he de superar, he de erradicar o, quizá, incluso, por vergüenza, he de ocultar o disimular.

En la limitación nos construimos sobre una imagen basada en defectos y carencias, en incapacidades y limitaciones. En comparaciones destructivas con el otro.

Repetidas una y otra vez, se convierten en una profecía autocumplida. Yo creo que no puedo, que no debo, que no me merezco... Y acabo sin conseguir nada de lo que quiero y de lo que me merezco.

Ejemplos de creencias limitantes:

- No merezco nada mejor (y me quedo en la pareja que no me gusta o en el trabajo que odio porque pienso que no merezco otra cosa).
- No soy lo suficientemente bueno.
- Solo llegué a donde estoy por pura suerte.
- Todo es culpa mía (de mis padres/de mi jefe/de mi pareja/del gobierno).
- Soy demasiado vieja para divorciarme.
- Soy demasiado joven para divorciarme.
- Soy demasiado vieja para cambiar de trabajo.
- Soy demasiado joven e inexperta para cambiar de trabajo.
- No tengo la experiencia necesaria.
- Otras personas pensarán que soy estúpida. Me juzgarán.
- Alguien más podría hacerlo mejor que yo, ni siquiera debería molestarme.

- Estoy demasiado gorda (o delgada).
- Soy demasiado vieja. Soy fea. Soy tonta. Soy una inútil... (inserte el adjetivo que proceda)
- No podría vivir sola.
- Me veo fracasada y sin posibilidad de cambiar.
- No tengo amor para mí misma.
- Estoy vacía y acabada.
- No puedo vivir sin él.
- No puedo vivir sin ella.
- No está bien pensar siempre en uno mismo.
- No es correcto dejar de ver a los padres o a la familia.

¿Suena familiar?

Obviamente, estas creencias no le sirven a nadie.

No tienen otro propósito que mantenerte en tu burbuja cómoda y segura. Pero ¿cómo va a ser una burbuja cómoda y segura la relación catastrófica que tengo? ¿O el trabajo aburrido y vacío que me está desalentando cada vez más, como si cada día alguien le echara una nueva paletada de tierra a la tumba de mis sueños y aspiraciones?

Pues porque encuentras más cómoda la vida que llevas que el mundo de ahí fuera, que imaginas aterrador.

Spoiler: No lo es. El mundo ahí fuera no es tan horrible.

Y tu vida puede mejorar.

Ahora, una cosa es reconocer que albergas creencias limitantes y otra cosa es aprender a dejarlas ir.

Estas ideas se desarrollan desde la infancia a partir de procesos culturales y sociales, que se instalan en nuestra cabeza como un programa.

Un ejemplo: Yo, Lucía, estaba convencida de que era negada para las matemáticas. Sin embargo, obtuve un sobresaliente en psicometría. Mi creencia venía de que en el instituto tuve una profesora muy complicada que explicaba todo al revés y suspendí. Para colmo me pusieron un profesor particular al que odiaba.

Yo creía internamente que no me merecía que me amaran, por eso nunca daba el primer paso y solo iniciaba relaciones si alguien se acercaba a mí. Esa es la mejor manera de atraer a narcisistas, así que la profecía se autocumplía: no encontraba a nadie que me amara.

Yo pensaba (ideario católico) que tener dinero era malo, por eso he rechazado trabajos increíbles, porque en el fondo pensaba que no los merecía.

¿POR QUÉ ES IMPORTANTE REVISAR LAS CREENCIAS LIMITANTES?

Porque si albergamos creencias equivocadas, esto no suele llevar a entrar en relaciones que no van a funcionar, o a limitar nuestra propia vida. Si creemos que el amor es entrega y sacrificio, atraeremos relaciones tóxicas. Si creemos que el pasado define el presente y que nadie puede superponerse a un pasado traumático, será imposible que superemos ese pasado traumático porque ya partimos de la base de que creemos que no se puede superar. Si creemos que no merecemos un buen trabajo, no seremos convincentes en las entrevistas laborales y no conseguiremos un buen trabajo.

Y añado algo más. Lo que viene a continuación no son exactamente creencias limitantes, pero son frases que decimos a menudo sin darnos cuenta, y que nos limitan. Yo tenía la coletilla de que cada vez que me salía algo mal decía "Soy tonta" y desgraciadamente se la iba transmitiendo a mi hija, que también la repite. Esto es nefasto porque te lo acabas creyendo. Acabas creyendo que, efectivamente, eres tonta. Me costó darme cuenta de que lo había heredado de mi madre. Mi madre, cada vez que yo cometía un error, en lugar de decirme "No te preocupes que de los errores se aprende" me decía "Hija, eres tonta".

Ahí va.

LISTA DE FRASES QUE NOS LIMITAN

1. No merezco... (*no me voy a comprar ese vestido, es demasiado caro; no me voy a presentar a esa entrevista porque es perder el tiempo, jamás me contratarían allí; no le voy a echar los tejos a esa persona porque es demasiado para mí, seguro que me rechaza...*).
2. No puedo... (*no voy a presentarme a ese examen porque no lo voy a aprobar, es imposible que yo corra una maratón, no puedo superar mi pasado...*).
3. No tengo derecho a... (*no voy a pedir ese ascenso, no voy a quejarme, mejor me callo para evitar problemas...*).
4. No valgo para... (*no valgo para las matemáticas, no sé cocinar, yo no sabría escribir...*).
5. Es imposible conseguir... (*las personas pobres nunca llegan a nada, solo los ricos tienen oportunidades, un chico tan guapo como él nunca estaría con una gorda, una persona joven solo está con alguien más mayor si hay dinero de por medio...*).
6. Soy incapaz de... (*una persona como yo nunca se sacaría esa oposición, alguien como yo no puede bailar, yo jamás hablaría en público...*).
7. Hay que, se debe... (*un hijo debe cuidar de sus padres siempre, los niños deben crecer con sus dos padres, hay que ser entregados con el otro, un hombre o una mujer enamorada debe hacer el amor con su pareja...*).
8. No es correcto/No está bien... (*las mujeres mayores no deben llevar minifalda, no es correcto ir a la oficina sin maquillar, si te*

gusta un chico espera a que él te llame y nunca le llames tú, los hombres de verdad no lloran...).

El ejercicio de hoy.

> Te voy a proponer un ejercicio.
>
> A continuación, te dejo una lista de frases hechas que es muy común escuchar en nuestras conversaciones del día a día. ¿Las has escuchado alguna vez? ¿En tu familia? ¿En tu entorno? Quizá no has escuchado exactamente esta frase, pero la has escuchado en otra versión.
>
> Ninguna de estas frases es cierta. Son frases hechas. Pero es muy posible que tú, cuando las leas, pienses que son frases razonables e incluso sabias. Pregúntate por qué.
>
> - *No se puede confiar en nadie.*
> - *En tiempos como los actuales, es imposible que las parejas duren.*
> - *Hay gente que, sencillamente, no puede hablar en público.*
> - *Nadie consigue el trabajo de sus sueños, eso solo pasa en Hollywood. Es imposible encontrar un trabajo digno hoy en día.*
> - *No puedo salir de la situación en la que estoy ahora.*
> - *Una mujer así (inserta calificativo) no puede ser buena madre.*
> - *Es imposible ganar mucho dinero y ser espiritual/Quien tiene mucho dinero es porque se ha aprovechado de los demás para conseguirlo.*
> - *Las mujeres promiscuas están enfermas/se buscan problemas/no están bien de la cabeza/ son unas putas...*
> - *Es imposible que una pareja se mantenga sin sexo. El sexo es fundamental y esencial para ser feliz.*

- *No está bien pensar primero en uno mismo. En la vida no hay que ser egoísta.*
- *El cliente siempre tiene la razón.*
- *Una buena persona jamás da de lado a su familia de origen.*
- *Piensa mal y acertarás.*
- *Para triunfar en la vida hay que ir a la universidad.*
- *La vida cuesta mucho esfuerzo/La vida es dura/La vida es muy puta/La vida es un valle de lágrimas. /En la vida hay que estar siempre preparado para lo peor.*
- *Tomar decisiones es un proceso angustioso.*
- *No estoy dispuesto a cambiar/Yo soy así y me tomas o me dejas, porque no puedo cambiar.*
- *Los hombres son todos iguales/Las mujeres son todas iguales.*
- *Todas las mujeres son manipuladoras /Todos los hombres son unos cabrones.*
- *Los hijos solo dan disgustos.*
- *La culpa de todo lo que me pasa a mí es de los demás.*
- *Si los demás ven que eres inocente, querrán aprovecharse de ti.*
- *No puedo prescindir de esto (algo que te hace daño, sea alcohol, drogas o personas).*
- *Tanto ganas, tanto vales.*
- *El clavo que sobresale se lleva un martillazo/Es mejor no destacar para no despertar envidias.*
- *Las personas van al sol que más calienta.*
- *Tengo que corresponder a la imagen que los demás tienen de mí para que me acepten/ Mejor me callo, mejor no digo lo que siento/En boca cerrada no entran moscas.*

- *Las parejas no pueden tener cuentas separadas.*
- *Mi pareja me tiene que complacer si me quiere.*
- *Mi pareja tiene que compartir todo lo que a mí me gusta.*
- *Mi pareja tiene que pasar todo su tiempo libre conmigo.*
- *Si uno está verdaderamente enamorado, no se siente atraído por ninguna otra persona.*
- *No puedo elegir ser feliz. La felicidad no se elige, llega o no llega. Es difícil ser feliz en la vida.*
- *El amor es ciego. No se puede luchar contra el enamoramiento, uno no elige de quién se enamora*
- *A partir de cierta edad ya no puedes hacer nada nuevo.*
- *La gente es muy falsa.*
- *Dios no existe. La espiritualidad es una paparruchada.*
- *Todos los jefes se aprovechan de sus empleados, no se puede hacer nada contra eso.*
- *Los que no votan a mi partido son unos fascistas/Los que no votan a mi partido son unos rojos de mierda.*
- *La gente con dinero lo tiene más fácil.*

He dejado para el final la frase "La gente con dinero lo tiene más fácil" porque quizá es la más común. O al menos es la que más escucho. Y es falsa. Si la gente con dinero lo tuviera más fácil, Kurt Cobain no se habría suicidado, Kim Kardashian no se habría divorciado y no habría una lista corriendo por internet de "billonarios que se suicidaron".

Ahora:

1. Coge papel y lápiz. Con toda la calma, marca aquellas creencias que influyen en tu vida. Haz una lista exhaustiva de tus creencias. Añade todas las que creas necesario.
2. Escribe frases potenciadoras.

Usa tu imaginación. Si has hecho *check* en alguna de las creencias limitantes o frases autolimitantes que te he planteado, intenta cambiarlas por creencias potenciadoras.

Te pongo un ejemplo: Esto es lo que escribió Joana, la chica de diecisiete años de la que hablamos en el ejercicio de esperanza. Te recuerdo que Joana había decidido dejar de vivir con su padre, con quien no se llevaba bien, y con quien tenía muchas discusiones motivadas por su carácter rígido y controlador. Su propósito, buscar trabajo, vivir con amigas y entrar en una academia de música:

> "No me marca lo que ha pasado con mi padre. Mi pasado no me define ni me condiciona. Los seres humanos tienen la capacidad de aprender nuevas cosas y crear nuevos vínculos hasta el último día de su vida. Puedo confiar en los demás. Tengo amigas que me quieren. Tengo a mi madre. Soy una persona fuerte y sé poner límites, no tengo miedo a confiar porque sabré defenderme si las cosas salen mal. Soy una persona inteligente y sabré encontrar un trabajo y hacerme valer en él. No tengo miedo al examen de ingreso en la academia, porque sé que soy inteligente. Tampoco voy a darle vueltas al tema de mi padre, porque la felicidad se elige. Es una capacidad interna y una forma de afrontar la vida y de aprender a sortear desvíos en el camino. Yo decido construir una nueva vida mejor. Yo decido no obsesionarme con lo que viví con mi padre. Lo que ha pasado no me marca, no me define. Soy responsable de mis sentimientos y de mi vida y puedo construirme un futuro mejor, porque confío en mí misma y en mis capacidades".

CAMBIAR LAS CREENCIAS

Vamos a analizar las Madres de Las Creencias Limitantes.

1. ASÍ SOY YO

"No puedo porque soy demasiado tímida", "Es que soy muy mala para las matemáticas", "Imposible, soy demasiado débil, no podría vivir sin él y no puedo dejarle", "Soy demasiado orgullosa para pedir perdón".

Las personas que poseen esta creencia limitante se resisten al cambio. Piensan que cambiar significa ser alguien por completo diferente a quienes son, y piensan que traerá algo negativo para sus vidas, cuando no necesariamente tiene que ser el caso. En la gran mayoría de los casos se autolimitan.

La creencia limitante más común del tipo "así soy yo" que yo me encuentro es "No puedo dejarle, soy demasiado débil y no podría sobrevivir sin él" (o ella).

Piensa en que la mayoría de las cualidades que crees que tienes son subjetivas. Hay cualidades objetivas: ser alta, ser caucásica, ser de raza negra. Nadie es delgado, ni gordo, se puede engordar o adelgazar. Nadie es negado para las matemáticas, ha tenido malos profesores. Nadie es orgulloso, no quiere cambiar. Nadie es demasiado débil para dejar una mala relación, simplemente aún no se atreve.

Afirmaciones que podrías usar: "Soy fuerte", "Soy resistente", "Soy buena en matemáticas", "Soy flexible".

2. EL ENTORNO DEBE CAMBIAR

“Todo lo que me pasa es culpa de mi familia”, “Yo estoy así porque mi marido me grita”, “Mientras tenga la madre que tengo, no voy a mejorar”.

Esta creencia solo muestra que no te atreves a reconocer y asumir responsabilidades. Es cierto que no siempre el ambiente es el adecuado para nosotros, pero debemos tener presente la capacidad de adaptarnos al entorno. O, simplemente, de irnos. Si el entorno no cambia, tú puedes hacerlo.

Afirmaciones que podrías usar: “Yo me basto para cambiar”, “Yo soy bastante para mejorar mi vida”, “Yo sola puedo avanzar”.

3. NO PUEDO HACERLO

Un clásico; te bloqueas y te autoconvences de que no puedes. Y te encastillas en esa idea sin que nadie te pueda sacar de ella: “¿Por qué no puedes?”, te preguntan. “Porque no”, respondes. Suelo escuchar este “porque no” en boca de alguna persona que no tiene una confianza sólida en sí misma y tiene pánico a salir de su zona de control. Típicamente escucho el “No puedo dejarle” en mujeres que, sin embargo, son muy válidas, capaces y respetadas en su trabajo.

El caso más obvio que me he encontrado es el de “No puedo hablar en público”. Y me lo dice una persona que mientras tanto me está explicando, con pelos y señales y sin ninguna dificultad para hablar de ello, que no puede hablar en público. Pero, evidentemente, tiene el aparato fonador intacto, un buen vocabulario y capacidad discursiva. De forma que me cuenta que no puede hablar en público a la vez que me está demostrando que sí que puede hacerlo. Todo el problema está en su cabeza. No lo hace porque cree que no puede.

Afirmaciones positivas que podrías usar: “Sí que puedo”, “Soy capaz”, “Soy fuerte”, “Merece la pena intentarlo”.

4. ES MEJOR REPRIMIR LAS EMOCIONES

"Si lo cuento, no voy a poder parar". "No quiero que me vean débil". "Me contengo y no le respondo porque, si exploto, lo mato". "No me atrevo a hablar de eso porque me pondría a llorar".

Muchas personas con esta creencia tienden a reservarse sus emociones y sentimientos, porque temen ser juzgadas por los demás, rechazadas o humilladas. Las mujeres contenemos nuestros sentimientos porque tenemos miedo a sentir rabia, los hombres suelen tener miedo de llorar en público.

Si sientes rabia, odio, frustración o asco, no hace falta que pegues a nadie, pero puedes expresarlo y decirlo. Esto no te hace peor persona, ni una amargada, ni una bruja, ni esa serie de adjetivos calificativos que nos suelen dedicar.

Si eres hombre y te muestras vulnerable o débil, no eres una nena, ni un mariquita, ni un cobarde. Muy al contrario: hace falta ser muy fuerte para atreverse a mostrarse vulnerable.

Afirmaciones positivas que podrías usar: "Tengo derecho a expresarme", "Soy válida", "Soy valiosa", "Mi opinión cuenta", "Creo en mí misma".

5. NO TENGO LAS OPORTUNIDADES

"No puedo estudiar porque no tengo dinero". "No puedo dejarle porque no tengo dinero". "No puedo dejar mi trabajo en mitad de una crisis económica".

El momento perfecto no existe y las oportunidades no caen del cielo. Si quieres hacer algo, averigua lo que necesitas y hazlo ahora. Y sé de lo que te hablo: dejé mi trabajo en una multinacional en plena crisis, y sin ninguna perspectiva ni oferta laboral. Pero sabía que era lo que tenía que hacer y, créeme, lo había meditado mucho.

El ejemplo más brutal de esta creencia limitante lo vi en una mujer que me decía que no podía separarse porque no tenía dinero. Su marido cobraba seis mil euros al mes y estaban casados en régimen de gananciales. Tenían cuatro pisos. Lo paradójico del caso era que si se divorciaba iba a manejar bastante más dinero del que manejaba estando casada, pero ella no lo veía así.

Afirmaciones que podrías usar: "Sí que puedo", "Puedo hacerlo", "Soy valiente", "Soy resistente".

6. LA VIDA ES MUY INJUSTA CONMIGO

La vida es injusta. Si fuera justa, las niñas en Afganistán tendrían derecho a ir al colegio. Si te empeñas en que la vida te trata mal, tú mismo te estás poniendo el más grande obstáculo de todos.

Este ejemplo lo veo en todas las mujeres que han sufrido maltrato en la infancia o abuso sexual infantil. Hay una tendencia a quedarse estancada en el papel de la víctima. Sí, lo que te pasó es horrible. Pero no estás en Siria y no ha caído una bomba delante de ti. Tu presente, aquí y ahora, está lleno de posibilidades. Es fundamental quitarse el traje de víctima y ponerse el de superviviente. Si no, es imposible dejar el pasado atrás y construir un futuro luminoso.

Afirmaciones positivas que podrías usar: "Sí puedo", "Mi futuro empieza hoy", "Soy capaz".

7. YA NO ME QUEDA TIEMPO

Muchas personas albergan la creencia de que, si no han logrado un determinado objetivo a cierta edad, entonces no tienen la posibilidad de hacerlo jamás. El problema no es el límite de tiempo, es la motivación.

Normalmente, esta creencia es la que hace que muchas mujeres y hombres no dejen a sus maridos o mujeres. De hecho, la madre de un amigo se divorció a los setenta. Lo curioso es que eran sus propios hijos los que intentaban disuadirla: "Pero... estás loca, mamá. ¡A estas alturas del partido...!". Su madre les respondió y les dijo que, precisamente porque ya era tarde, quería aprovechar la vida que le quedaba.

Siempre explico lo mismo, y te lo he repetido varias veces a lo largo de este libro: Yo empecé a estudiar psicología con cincuenta años. Me decían que era muy tarde, que de mayor es muy difícil estudiar, que no me serviría para nada... Ya ves.

Afirmaciones positivas que podrías usar: "Nunca es tarde", "El momento es ahora".

8. ME QUEDARÉ SIEMPRE DONDE ESTOY

Esta creencia es como un canto de sirena que te pide que te quedes en la zona de confort. Sí, es una zona muy cómoda, pero te impide crecer.

Esta es la creencia subyacente que motiva que la gran mayoría de las mujeres no se atrevan a romper con sus familias o con sus parejas, incluso cuando están sufriendo. O que tantas personas no dejen un entorno laboral tóxico o sencillamente desgastante. "Es que me pilla muy cerca de casa", "Es que me pagan muy bien".

Afirmaciones que podrías usar: "Soy flexible", "Soy fuerte", "Soy resistente", "Estoy preparada para el cambio".

9. LAS RELACIONES SON MÁS DIFÍCILES AHORA

No. Hasta 1977 en España una mujer no podía tener una cuenta corriente sin autorización de su marido, ni viajar sin su permiso, ni siquiera podía divorciarse. Las relaciones libres son más complejas, pero no más difíciles. Esta creencia es la que anima a muchas mujeres y a muchos hombres a encerrarse en un aislamiento continuo, y a negarse a conocer gente. Es la excusa ideal para el compromisofóbico.

Afirmaciones que podrías usar: "Merezco amor".

10. NECESITO UNA PAREJA PARA SER FELIZ

Si la anterior era la excusa ideal para el compromisofóbico, esta es la excusa ideal para el o la dependiente emocional. Para ser feliz en una relación y hacer feliz a alguien más es necesario primero ser capaces de ser felices por cuenta propia. Si crees que hace falta una pareja para ser feliz, serás infeliz, porque siempre tendrás una idea distorsionada de la felicidad.

Esta quizá sea la creencia limitante que más me encuentro, y está tan imbricada en la cabeza de las mujeres que realmente les resta a muchas la posibilidad de ser felices. Muchas se quedan en relaciones horribles porque la otra opción es estar sola. Y como creen necesitar una pareja para ser felices, es imposible que se atrevan a salir de donde están.

Afirmaciones positivas que podrías usar: "Soy independiente", "Me basto a mí misma", "Soy bastante".

11. ¿PARA QUÉ ARREGLARME/CUIDARME/MIMARME SI NADIE SE FIJARÁ EN MÍ?

¿Por qué tienes que verte bien para agradar a alguien? El cuidado personal tiene que ver con la salud, no con maquillarse o con vestir de marca. Nutrirse como es debido, mantener la higiene, llevar ropa que muestre tu personalidad y con la que te sientas a gusto tiene que ver contigo, no con los demás.

Afirmaciones positivas que podrías usar: "Me amo", "Me cuido", "Me respeto", "Me trato con amor".

12. NO SÉ SI ESTOY LISTO/LISTA

¿Estamos listos del todo alguna vez? No. Nunca lo estamos por completo, porque la experiencia se logra a través de la práctica. Si no fallas la primera vez, no lo conseguirás nunca. El momento es ahora.

Una vez más, esta creencia típicamente aparece en dos casos: Las personas que no se atreven a dejar a sus parejas y las personas que no se atreven a dejar su trabajo. También en personas que no se atreven a comprometerse.

Afirmaciones que podrías usar: "Estoy lista", "Estoy preparada", "Confío".

13. ESTO PUEDE ESPERAR

Ah, la gran excusa del procrastinador o procrastinadora. Como no se sienten listas, colocan ese objetivo en la sección de "Lo haré más adelante" o "Ya habrá tiempo para esto". La procrastinación, en el fondo, esconde el miedo a fracasar.

Esta es mi creencia limitante y la que más me ha frenado en la vida. Me ha costado mucho superarla porque es muy perra y trabaja a conciencia. Creo que la tenemos muchas mujeres, porque no nos han educado para luchar por lo que queremos y merecemos. Yo he dejado pasar oportunidades y trabajos porque procrastinaba. Seguía fervientemente la máxima de Mark Twain: "Nunca dejes para mañana lo que podrías hacer pasado mañana".

Afirmaciones que podrías usar: "El momento es ahora".

14. NO ENCUENTRO MI PROPÓSITO EN LA VIDA

Ya te lo digo yo. Has venido a la vida a ser feliz en lo posible y a hacer felices en lo posible a los que te rodean. No todos estamos destinados o destinadas a encontrar la cura para el cáncer o a escribir la gran novela del siglo. La idea de que tenemos que ser especiales o destacar nos la han inculcado, en general, unos padres perfeccionistas, y nos incapacita para disfrutar de la vida de una forma sencilla.

Afirmaciones que podrías usar: "Soy valiosa", "Valgo solo por existir", "La vida es un propósito en sí misma".

15. MEJOR ME CALLO

Muchas personas no se atreven a dar su opinión o punto de vista sobre un tema, porque piensan que no son lo suficientemente inteligentes o no están informados. O porque creen que no sabrán defender su postura. En reuniones de amigos o comidas familiares no se atreven a dar su opinión. Y es la pescadilla que se muerde la cola: el tímido o la tímida es cada día más tímido, porque como nunca se atreve a dar su opinión, no sabe lo interesante que es.

Estas son las personas que no se atreven a hablar en público o a llevarle la contraria a su pareja. Y las que se van haciendo cada vez más pequeñas y se sienten mal.

Afirmaciones positivas que podrías usar: "Mi opinión cuenta".

16. ME SIENTO INFERIOR

Tendemos a pensar que los demás tienen vidas maravillosas que nosotros no tenemos, y las redes sociales han potenciado este espejismo de forma exponencial. Pero la mayoría de la gente miente con respecto a su vida. El ejemplo más claro lo tenemos en Kim Kardashian y Kanye West, que se pasaron la vida dando la imagen de *power couple* superperfecta, cuando en realidad Kim estaba atravesando un infierno.

Mi amiga Eva es una mujer muy inteligente y preparada. A los cuarenta y cinco años la echaron del trabajo, y se tuvo que buscar otro. Se presentó a unas oposiciones, pero no hacía sino repetirse a sí misma y repetirme a mí "Seguro que los que se presentan son más jóvenes, tienen mejor memoria y estarán más preparados que yo". Y claro, suspendió las oposiciones. No fue hasta que identificó la creencia limitante y la sustituyó por "Soy muy inteligente y estoy muy preparada", que aprobó la oposición.

Nadie es mejor o peor que tú. Eso que decían las monjas de "Todos somos iguales a los ojos de Dios" es verdad. Yo no soy mejor que mi portero, aunque yo tenga tres carreras y hable cinco idiomas y haya escrito veinte libros. Obviamente la mujer y los hijos del portero le prefieren a él mil veces (sobre todo su mujer, que está muy enamorada). Muchas personas tienden a idealizar a otras, pero nadie es mejor o peor que nadie. Todos tenemos defectos y virtudes, y todos tenemos el mismo derecho a la felicidad.

Cuando digo esto, siempre alguien me dice que los asesinos no tienen derecho a la felicidad. Estamos hablando de personas, no de conductas. Todos nacemos iguales, Todos nacemos con derecho a la felicidad, Luego , si cometemos un delito, podemos perder el derecho a la libertad.

Afirmaciones que podrías usar: "Nadie es mejor que nadie".

17. SOY INÚTIL, SOY TONTA, NO SIRVO PARA NADA

Los pensamientos de desvalorización personal suponen una creencia limitante muy común. Esta creencia actúa como un arma de doble filo. Te incita a quedarte en tu zona de confort y te impide trabajar en la resolución de tus problemas.

Esta creencia es típicamente femenina. "Yo no soy muy lista", "Soy tonta", "Yo es que no valgo". Por eso veo a tantas mujeres que no se presentan a oposiciones, o se proponen a sí mismas para un ascenso, o no saben qué responderle a su marido. Tantas mujeres casadas que no han hecho nunca declaración de la renta o que prácticamente no han vuelto a conducir desde que se casaron. Esta creencia nos la han metido en la cabeza desde pequeñas. Después del "Necesito una pareja para ser feliz", quizá es la que más me encuentro. No, no eres tonta, ni una inútil, ni nada por el estilo. Simplemente te han hecho creer eso. Pero no es verdad.

Afirmaciones que podrías usar: "Soy inteligente", "Soy eficiente", "Soy lista", "Soy útil".

18. NO ME LO MEREZCO

Quien lo piensa se percibe a sí mismo o a sí misma como una persona sin valor y, por ende, merece todo lo malo que ocurra a su alrededor.

Esta es la creencia limitante que actúa subyacentemente para que muchas mujeres se sacrifiquen por su marido o por sus hijos y se pongan a ellas en segundo lugar. La veo siempre en mujeres que cuidan a sus padres mientras su hermano varón se desentiende del tema. Su familia les ha hecho creer que valen menos que su hermano, por ser mujeres.

Afirmaciones positivas que podrías usar: "Me lo merezco". Obviamente.

19. NO SOY PESIMISTA, SOY REALISTA

"No me voy a presentar a la oposición porque sé que las plazas están dadas de antemano". "Me gusta mucho esa persona, pero no me atrevo a llamarle por si me dice que no". "No voy a decirle la verdad a mi padre, mejor le miento porque sé que no lo va a entender".

Las personas que creen que todo les va a salir mal acaban allanando el camino para que, efectivamente, todo salga mal.

Afirmaciones que podrías usar: "Soy optimista", "Confío", "Todo va a salir bien".

20. LOS DEMÁS SON CULPABLES DE LO QUE ME PASA

"Yo estoy así de mal porque mi ex me puso los cuernos", me dice. Pero lo cierto es que esta persona está mal por muchas otras razones, y no se atreve a ir a terapia para averiguarlas, ya le viene mejor culpar al ex. Hay más ejemplos: "Dejé la carrera porque tuve un problema sentimental", "No avanzo en la vida porque nací en Orcasitas". Pero a muchas mujeres nos dejaron mientras estábamos estudiando y no abandonamos los estudios por eso. Y la movilidad social existe, y si bien es cierto que el dinero llama al dinero y si has nacido en una familia de clase alta quizá lo tengas más fácil, el mundo está lleno de personas que han triunfado viviendo de barrios muy pobres, desde Omar Montes hasta Ana Rosa Quintana o Jorge Javier Sánchez, pasando por Mariano Barbacid.

También se ve en personas que se enganchan a la idea de "Estoy así porque mi familia me trató muy mal" para no salir de dónde están. En realidad, porque tienen miedo a ser felices o porque en el fondo creen que no lo merecen. Es duro, enormemente duro, sobrevivir a un maltrato de niña o a un abuso sexual o a un acoso, pero quienes te agredieron cuando eras menor de edad no tienen poder sobre ti cuando eres adulto y lo que te sucedió en el pasado no te define. La fuerza para manejar el resto de tu vida es tuya. No hay que cederles a los demás el poder sobre tu vida.

Afirmaciones positivas que podrías usar: "Soy responsable de mi vida", "Estoy en control".

21. SI LAS COSAS FUERAN DIFERENTES

"Si tuviera más dinero", "Si hubiese estudiado tal cosa", "Si no hubiese tomado esa decisión", "Si tuviera una mejor oportunidad". El pasado solo nos ayuda de una manera: enseñándonos. De los errores o del pasado se aprende. No pueden ser una excusa para retenernos o evitar que sigamos buscando nuestro camino.

La vida es como un juego de cartas, te dan unas cartas y tienes que jugar con ellas. Más que concentrarte en lo que no tienes, hay que fijarse en lo que sí tienes y aprender a trabajar sobre ello.

Afirmaciones positivas que podrías usar: "Es como es". "Puedo trabajar en mi cambio desde donde estoy ahora". "Mi pasado no me define". "Lo que pasó no me condiciona".

22. LA FELICIDAD ES IMPOSIBLE SIN...

De nuevo, el momento perfecto no existe, es una falacia para justificar el temor a enfrentarnos a lo que está fuera de nuestra zona de confort. Pero ¿cuándo es esa oportunidad ideal? Muchas historias de éxito, tanto laboral como sentimental o espiritual, provienen de la lucha cuesta arriba de quienes lo lograron, en lugar de ser un regalo.

Entonces, ¿a qué esperas tú?

Atención, que para mí el éxito en la vida es, simplemente, conseguir ser feliz y estar a gusto con una misma y con sus circunstancias. Y las circunstancias adecuadas, obviamente, no se dan si estás en Siria. Pero las mujeres que vienen a mis cursos sí que cuentan siempre con unas circunstancias adecuadas. Muchas veces el problema estriba en que no saben verlas. Creen que no pueden ser felices porque su pareja las dejó, o porque las maltrató, o porque han perdido un trabajo. Y les cuesta ver que cuentan a veces con una familia que las apoya, en otras con un grupo de amigos, y en todas las ocasiones consigo mismas.

Afirmaciones positivas que podrías usar: "Puedo ser feliz", "Puedo mejorar", "Puedo cambiar".

23. DE NADA SIRVE LUCHAR

Sí sirve. La única manera de mejorar tu vida es esforzándote por ello y creyendo en tus capacidades y tu valía.

Esta creencia la veo siempre en mujeres que están en una relación tóxica, bien sea con sus parejas o con sus familias, y creen que es mejor tirar la toalla, que de nada sirve luchar. Les han convencido de que no pueden hacerlo. En muchos casos es porque esas familias o esa pareja son precisamente los que les han convencido de que no sirven para nada.

Lo mismo he visto en hombres. Hombres que creen que no pueden dejar su matrimonio, o que de nada sirve dar de lado a una familia que les trata mal. O que no tiene sentido cambiar de trabajo, porque de nada sirve luchar.

Afirmaciones positivas que podrías usar: "Soy fuerte", "Soy valiente", "Soy resistente".

24. EL MUNDO ES UN LUGAR PELIGROSO

"En la vida se sufre mucho", "La vida cuesta mucho esfuerzo", "La vida es un valle de lágrimas…" y demás creencias de ese tipo, que solo te llevan a convertirte en un pequeño renacuajo aterrado que no se atreve a salir de su charca por miedo a que se lo coma un pato.

Afirmaciones positivas que podrías usar: "Confío", "Soy fuerte", "Soy valiosa", "Soy valiente".

25. LOS DEMÁS SON…

Ninguna creencia más limitante que esta. Se manifiesta en un montón de subcreencias. "Las mujeres son todas unas calculadoras", "Los hombres solo buscan una cosa", "La gente es envidiosa", "La gente es mala", "La gente es falsa", "Todos los jefes se aprovechan de sus empleados"… Primero, se les asigna a los demás, o a cierto tipo de gente que están entre los demás, una cualidad. Una vez hemos hecho esto, ya tenemos la excusa para no cambiar nuestra vida. Al fin y al cabo ¿para qué vamos a abandonar ese trabajo que no nos gusta nada si todos los jefes se aprovechan de sus empleados y la gente es falsa? O ¿por qué vamos a dejar nuestra relación si ahí fuera todos los hombres son unos aprovechados y todas las mujeres unas pxtas? Pensar mal de los demás nos hace ver el mundo, de nuevo, como un lugar peligroso, y nos amarga la vida.

Afirmaciones que podrías usar: "Estoy centrada en mí misma".

Este ejercicio es una continuación del ejercicio anterior.

> Primero relee bien la lista de tus creencias limitantes que escribiste ayer.
>
> Luego escribe:
>
> - La creencia limitante.
> - Cómo la vivo en mi vida.
> - Cómo se manifiesta.
> - Esta creencia es falsa, yo puedo...
>
> Por ejemplo:
>
> - "Todas las parejas discuten".
> - Tengo discusiones con mi pareja.
> - Creo que son normales, así que no hago nada por cambiar la situación, y la situación me hace daño.
> - Esta creencia es falsa: yo puedo separarme, o ir a terapia de pareja, o salir de la habitación cada vez que mi pareja quiera iniciar una discusión y decir que seguiremos hablando cuando adopte otro tono, o buscar cualquier otra solución.

EL ESCUDO PSÍQUICO

Este es un ejercicio de visualización mental positiva.

¿QUÉ ES LA VISUALIZACIÓN MENTAL?

La visualización mental, o la construcción de imágenes visuales, se refiere a una experiencia de "ver con los ojos de la mente". Es decir, de percibir algún objeto, evento o escena en ausencia de la información visual correspondiente (Kosslyn, 1994).

Existe una amplia evidencia histórica de que las imágenes juegan un papel crucial en descubrimientos e ideas científicas creativas, como los experimentos mentales de Galileo sobre la inercia, la Teoría de la Relatividad General y Especial de Einstein, la estructura del anillo de benceno de Kekule o los diagramas de Feynman en la teoría cuántica de campos (Miller, 2000; Shepard, 1978).

Asimismo, la historia del arte plástico está plagada de anécdotas de destacados pintores como Kandinsky, Moore, O'Keeffe y Dalí, que "veían en la mente" para inspirarse en la creación de sus obras maestras (Kassels, 1991; Miller, 2000).

Además, investigaciones recientes basadas en informes de artistas y científicos profesionales han proporcionado evidencia adicional de que las imágenes desempeñan un papel creativo crucial para los artistas y diseñadores visuales, así como para los científicos, ingenieros y otros profesionales de la tecnología (Blazhenkova & Kozhevnikov, 2009, 2010; Ferguson, 1977; Kozhevnikov, Motes y Hegarty, 2007; Rosenberg, 1987).

¿QUÉ ES LA VISUALIZACIÓN POSITIVA?

La visualización positiva implica crear intencionalmente una imagen en la mente para potenciar la actuación, sentimiento o comportamiento que desea.

El Diccionario de la Asociación Estadounidense de Psicología (APA) se refiere a este proceso como "ensayo mental", y explica que la visualización positiva puede ayudar a:

- mejorar el rendimiento deportivo
- sanar mental y físicamente
- mejorar las relaciones y la comunicación
- mejorar el rendimiento académico y laboral
- disminuir el estrés y la ansiedad.

La visualización de imágenes mentales negativas es una característica común en problemas de salud mental, como la depresión, la ansiedad y el estrés (Weßlau C, Steil R, 2014). Practicar visualizaciones guiadas con imágenes mentales positivas puede ayudar a reducir los síntomas. Una sesión de visualización de treinta minutos puede ser tan eficaz como un masaje de quince minutos para reducir el estrés. (Patricolo *et al*, 2017).

Un estudio reciente (Mohammad *et al*, 2019) encontró que los pacientes con cáncer que practicaron meditaciones guiadas con imágenes durante veinte minutos diarios informaron, al cabo de una semana, de menos síntomas depresivos, así como de menos dolor y ansiedad.

La visualización funciona mejor cuando se practica a diario y de forma consciente. Las imágenes muy realistas y detalladas también aumentan la eficacia de la visualización, según un estudio reciente (Blankert y Hamstra, 2017).

Así que te propongo un ejercicio de "visualización de blindaje", al que también se le llama "escudo psíquico".

Si dedicas diez minutos cada día a visualizar el escudo, luego te será fácil usarlo en todas esas situaciones de la vida diaria en las que muchas veces acabas mentalmente exhausta: conversaciones con tu ex, con miembros tóxicos de la familia, con jefes abusivos... Con todos esos vampiros de energía con los que inevitablemente tienes que lidiar.

Recuerda que, en realidad, eres mucho más poderosa o poderoso de lo que crees, y que puedes crearte tu propia protección. Recuerda también que si alguien te ataca verbalmente solo te puede hacer daño si tú le crees.

Simplemente, hay que aplicar la lógica. La lógica dicta que, si alguien intenta dañarte con puños, armas o piedras, probablemente salgas dañado o dañada.

Pero... no si lo hace verbalmente.

Los ataques verbales te duelen solo si tú decides que te duelan. En inglés hay un refrán que explica justamente eso: *sticks and stones might hurt my bones, but words will never hurt me.*

Por lo tanto, cuando adquieres la responsabilidad completa de ti misma, entonces eres tú quien decide si quieres o no convertirte en víctima.

Salir del rol aparece como imposible (no puedo, no soy fuerte, no lo voy a conseguir...). Te dices que eso no lo puedes conseguir, porque no eres tan fuerte. Pero eso sucede solo porque la mente te engaña y percibe el cambio como algo desalentadoramente masivo y complejo.

No es así: son tus creencias limitantes las que operan.

En realidad, todo es tan simple como comprender ¡con total certeza y convicción! que las únicas cosas que te pueden dañar son aquellas que dejas que te hagan daño.

ASÍ QUE COMENCEMOS CON UNA VISUALIZACIÓN.

> Busca un sitio donde puedas estar media hora en tranquilidad.
>
> Si no percibes tu casa como un sitio tranquilo, ve a un parque.
>
> Si puedes (y no estás en un parque) enciende una vela.
>
> Pon cerca tu amuleto preferido: un cuarzo, una imagen de la Virgen/Buda/Pachamama/Santa Gema (lo que quieras), una

foto de cuando eras niño o niña... Algo (un objeto o imagen) que te tranquilice nada más verlo.

Enciende incienso o rocíate con tu perfume favorito.

Bebe agua.

Cierra los ojos y establece un ciclo de respiración relajante (como con la meditación, inhala y exhala).

Limpia tu mente.

Repite veinte veces: "Soy una fortaleza impenetrable".

Lentamente, inhalando y exhalando, moviéndote con el ritmo de tu aliento, visualízate desde el exterior, una fortaleza ya impenetrable en su integridad.

Repite este mantra hasta que te sientas en total seguridad.

Visualiza un escudo de luz blanca dorada brillante que te envuelve, como un caparazón blindado impenetrable.

Si prefieres hacerlo dorado, rosa o de cualquier otro color, usa ese color.

Visualiza estas capas de luz que te ciñen, míralas mientras creas esa armadura en tu mente

Invoca a los dioses, espíritus, guías o guardianes (fallecidos o vivos) con los que te sientas empoderado. Lo mismo da si es la Virgen María, Buda o El Todo Cósmico. Si no tienes ningún tipo de creencia religiosa o espiritual, conecta con tu Yo Superior, tu autoconciencia, tu parte sana.

Visualízalos mientras te ayudan a edificar tus defensas.

Visualiza los elementos negativos que sientes que intentan atacarte.

Visualízalos estrellándose mientras cada uno impacta tu caparazón impenetrable y disolviéndose, evaporándose en la nada.

Ejercicio de escritura

> Luego, llega a casa y escribe:
>
> - *Soy una fortaleza impenetrable.*
> - *Las únicas cosas que pueden lastimarme son las cosas que permito que me lastimen.*
> - *No permito que nada me dañe.*
> - *Sé cuidarme y protegerme.*
> - *Soy fuerte.*
> - *Estoy a salvo.*
> - *Soy inteligente.*
> - *Soy valiente.*
> - *Sí que puedo.*
> - *Estoy decidida.*
> - *Tengo potencial de cambio.*
> - *Lo que diga ... no me afecta.*
> - *Merezco todo lo bueno que venga.*
> - *Puedo hacer lo que me proponga.*
> - *Tengo derecho a ser feliz y a sentirme segura.*
> - *Tengo derecho a ser amada.*
> - *Soy válida.*
> - *Puedo conseguir lo que deseo.*
> - *Soy muy capaz.*
> - *Confío en mí, en la vida y en el proceso.*
> - *Estoy en paz conmigo misma.*
> - *Me gusto tal y como soy.*
> - *Soy autosuficiente.*
> - *Me atrevo a expresar lo que siento, sin miedo.*
> - *Me merezco todo el amor que atraiga.*
> - *Puedo hablar en público con seguridad.*
> - *Conseguiré el trabajo que me guste.*

- *Puedo mejorar mi vida.*
- *Puedo resolver las situaciones conflictivas o difíciles.*
- *Puedo decir lo que siento.*
- *Puedo logar las metas que me fije.*
- *Merezco vivir en armonía con la vida.*
- *Merezco amor.*
- *Merezco una vida plena y armónica.*

Recuerda que puedes añadir todas las afirmaciones que quieras.

Escribe durante veinte minutos todas las frases potenciadoras que te vengan a la cabeza.

Dibújate dentro del escudo

Algo más o menos así.

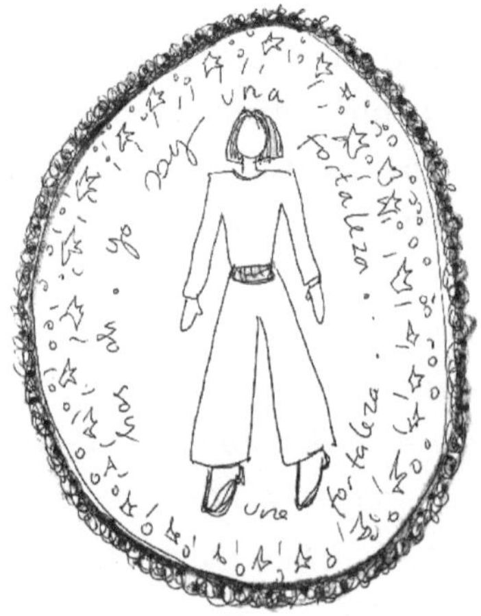

No importa si no lo haces muy bien, no te frenes diciendo que no sabes dibujar.

Basta con un dibujo esquemático.

> Pero es importante que lo dibujes tú.
>
> Por último, guarda tu dibujo y tus frases, y llévalas encima.
>
> Cada vez que alguien te diga algo que no te gusta, no respondas, no entres en la provocación, limítate a decirle de forma fría "No comparto tu opinión", sal de la habitación, vete al cuarto de baño, o adonde sea, y mira tu escudo.
>
> Si puedes hacer la meditación cada día, tanto mejor.

UN TRUCO PARA USAR EL ESCUDO SI TIENES QUE ENFRENTARTE A UNA SITUACIÓN DIFÍCIL

Ir a comer a casa de la familia con la que no te llevas bien, ir al juicio con tu ex, hablar en público, presentar un examen a un tribunal, una entrevista de trabajo... lo que se te ocurra.

Un truco que puedes hacer es un anclaje. Realiza este ejercicio con la misma ropa que vayas a llevar ese día. Esa ropa solo la puedes utilizar para la meditación, y para ese día en concreto. Lleva el mismo perfume que usarás (si es un perfume que nunca hayas usado, mejor). Esto es simple condicionamiento "estímulo–respuesta". Al haberte programado tú misma para sentirte fuerte cuando estás vestida así, y cuando hueles así, te sentirás fuerte.

Escoge ir vestida de un color que te guste mucho, que te transmita mucha energía, y lleva solo ese color. Si puedes comprarte ropa especial para la ocasión, y lucir en esa ocasión determinada algo que nunca hayas usado y que no puedas asociar a otro momento, tanto mejor.

Los colores que se suelen escoger son azul (paz), lavanda (protección), rojo (fuerza) amarillo y naranja (energía) y blanco (paz). No lleves negro, estampado, ni bicolores. Estampado liso y un solo color. No lleves rojo, amarillo o naranja a una entrevista de trabajo o a una oposición (son colores agresivos).

Recuerda que una de las razones por las que las personas llevan medallas de santos suele ser porque hay un anclaje: tú crees que esa medalla o esa estampita de Santa Gema te protege, y esa creencia te hace sentir mejor. (No discuto, por cierto, las creencias de cada cual. Si eres profundamente religiosa no dudo de tu fe, lo aclaro para que no lo malinterpretes). Así que, si tienes medallas, estampitas de Santa Gema, o de San Cayetano, o de Yemanyá, o cualquier otro tipo de talismán o amuleto, llévalo.

A ESTE ESCUDO SE LE LLAMA TAMBIÉN VISUALIZACIÓN DE BLINDAJE

El blindaje es una forma rápida de protegerse. Muchas personas empáticas y sensibles confían en él para bloquear la energía tóxica y permitir el libre flujo de positividad. Eso es una explicación más bien esotérica, así que olvidémonos de energías y flujos. Quédate con el dato objetivo de que las visualizaciones funcionan.

En el momento en que te sientas incómodo con una persona, lugar o situación, levanta tu escudo. Visualízalo. Imagínalo. Úsalo en una estación de tren, en una fiesta, en la oficina. Cuando tengas que comer con tu familia disfuncional, cuando no te quede otra que ver a tu ex tóxico, cuando tengas una reunión en la que sepas que va a acudir un colega particularmente sarcástico.

Cuando ya hayas entrenado el escudo en casa, y cuando te encuentres en una situación en la que te sientes amenazado, empieza tomando algunas respiraciones profundas y largas. Luego visualizas un escudo de luz blanca o rosa (o el color que hayas elegido) que rodea completamente tu cuerpo y se extiende unos centímetros más allá. Este escudo te protege de cualquier cosa negativa, estresante, tóxica o intrusiva. Dentro de la protección de este escudo, siéntete centrado, feliz y pleno de energía. Recuerda que este escudo bloquea la negatividad, pero al mismo tiempo, deja lo que es positivo y amoroso.

Como persona sensible, debes aprender a lidiar con la sobrecarga sensorial. Me refiero a que a veces la ansiedad se crea también por una sobrecarga sensorial.

Por ejemplo: vas al médico, situación ansiógena, pero en la sala de espera han puesto una luz de neón muy incómoda, muy blanca, que te hace daño a los ojos. Y además hay mucho ruido porque hay mucha gente. Si en ese momento aparece en el teléfono un mensaje desagradable de tu ex o de tu madre, o de esa "amiga" (es un decir) tóxica que todos tenemos, lo lógico es que se dispare la ansiedad.

Como muchos de nosotros (yo misma hasta hace muy poco), puede que sientas que no hay un interruptor de encendido/apagado para estas situaciones.

Esto no es verdad.

Cuentas con tu escudo.

En uno de mis talleres, este escudo lo utilizó una mujer que tenía que ir a los partidos de fútbol de su hija, en los que se presentaba su ex tóxico con su nueva novia, que precisamente era la chica con la que le había sido infiel durante los últimos años de su relación. Sin el escudo, esos partidos eran una fuente de angustia. Cuando se ponía el escudo, la visión de su ex le daba igual. Incluso podía hablar con él y con la nueva novia y ser amable.

Obviamente no se trata de magia. No lo es. Se trata de simple autoprogramación. La fuerza no te la da un Todo Cósmico. Te la das tú misma, es tuya. Estuvo siempre ahí, dentro de ti.

EL MURO DE AFIRMACIONES

Sé que ya he hablado antes de la Teoría de la Autoafirmación, cuyo postulado central es el de que las personas están motivadas para mantener la integridad personal (Steele 1988; Sherman y Cohen 2006). Es decir, que, en realidad, todos estamos motivados y orientados a pensar bien de nosotros mismos, por mucho que a veces tendamos a autodenigrarnos.

La integridad personal se refiere a un sentido de eficacia global, una imagen de uno mismo como capaz de controlar su propia vida. Las amenazas a esta autoimagen nos provocan un grave daño psicológico (Steele 1988, Sherman & Cohen 2006).

Hay tres puntos sobre esa integridad personal que hay que destacar:

- En primer lugar, que todos queremos mantener ante nosotros mismos una imagen que se alinee con nuestros valores morales ("Yo soy una buena persona"), más que un autoconcepto específico (por ejemplo, "Soy un buen estudiante") (Aronson 1969; Dunning, 2005).
- En segundo, que nos gusta vernos a nosotras mismas como personas exitosas, y por exitosas me refiero a que podemos adaptarnos a la amplia gama de desafíos que enfrentan los humanos en todas las culturas y a lo largo de la toda vida (Worthman *et al.* 2010), no a que ganemos mucho dinero o seamos famosas.

  Es decir, no necesitamos sentirnos superiores o excelentes, sino solo lo "suficientemente buenas", sentirnos lo suficientemente competentes como para vivir felices, adaptadas y alineadas con nuestros valores.
- En tercer lugar, el motivo de la integridad personal no es el de estimarse o elogiarse a uno mismo de forma exagerada, en plan "Soy adorable", tipo tarjeta de felicitación o tacita de autoayuda,

> porque estas afirmaciones carecen de credibilidad (Wood *et al.* 2009). No es cuestión de elogiarnos porque sí, al tuntún, sino de incidir en valores que sabemos que tenemos (Smith, 2011; Leary, 2005). Es decir, sería ridículo que yo me autoafirmase diciendo "Estás buenísima", porque, en primer lugar, según los valores de la cultura en la que vivo no lo estoy y, en segundo lugar, no necesito estarlo. Pero sí que sé que soy fuerte y resistente. Puedo reafirmarme recordándome que soy fuerte, aunque a veces lo dude.

El muro de afirmaciones es una actividad que nos proporciona la oportunidad de autoafirmarnos

Porque pequeños gestos, pequeños inputs en nuestro sistema de autoafirmación, pueden tener grandes efectos, ya que un sistema del yo sano está motivado para mantener la integridad y generar significados afirmativos (Steele 1988; Sherman y Cohen 2006).

Las autoafirmaciones apuntalan nuestra confianza en la capacidad para superar dificultades futuras. Lo que superamos ayer nos recuerda que somos fuertes para superar el reto de hoy, y lo que superamos hoy nos puede ayudar a superar el reto de mañana. Es una narrativa que se refuerza a sí misma (Cohen *et al.* 2009).

Aunque existen muchas formas de autoafirmarse, escribir sobre nuestros valores personales es una de las mejores (McQueen y Klein 2006; Napper *et al.* 2009). Los valores personales son los estándares internalizados que se utilizan para evaluarse a uno mismo (Rokeach 1973). Por lo tanto, escribir frases como "Soy fuerte", "Soy brillante", "Soy inteligente", "Soy amable" ... nos ayuda mucho.

PERO ¿POR QUÉ?

La neurociencia, que explora la estructura y función del sistema nervioso humano, explica el éxito de las afirmaciones positivas. A través de la repetición de afirmaciones, el cerebro puede formar nuevas vías neuronales, que crean conexiones físicas con estos pensamientos repetidos. Esencialmente, fortalecer estas vías hace que sea más fácil para la mente volver a estas declaraciones y patrones de pensamiento positivos en lugar de volver a caer en pensamientos negativos. Con el tiempo, esto puede conducir a resultados mentales y físicos positivos asociados con pensamientos relacionados con uno mismo, como una mayor autoestima y confianza (Sherman *et al*, 2009).

Ejercicios como el escudo psíquico o el muro de afirmaciones, les parecen muy infantiles a algunas personas. Créeme, no lo son. Son tremendamente efectivos. Este tipo de ejercicios trabajan con la autosugestión. Y se basan en el hecho de que la gran mayoría de las afirmaciones que nos crean ansiedad son creencias limitantes, que son falsas pero que hemos introyectado a pies juntillas.

Lo que intentamos es sustituir estas creencias por afirmaciones positivas, y repetirlas de todas las maneras posibles. Y para eso vamos a usar un muro de afirmaciones.

Crear un muro de positividad es una forma muy efectiva de mejorar tu perspectiva de la vida.

Mi recomendación es que hagas un primer muro provisional con *post-it* y después, cuando te convenza, crees uno más trabajado.

¿QUÉ ES UN MURO DE POSITIVIDAD O MURO DE AFIRMACIONES?

Este truco lo habéis visto muchas veces. Es bastante común. Se trata de crear un espacio en la pared, en la nevera, o donde sea, en el cual plantes tus afirmaciones.

Se trata de afirmaciones positivas sobre ti misma que debes ver cada mañana. Es simple: como cada mañana ves el muro, las repites al ver el muro. Lo puedes colocar en tu hogar o lugar de trabajo. Puede (y debe) incluir imágenes.

El propósito de este muro de positividad (o *visión board*) es brindarte un enfoque visual para tu vida. De esa manera, dispondrás de una selección de imágenes inspiradoras para mirar si te sientes mal. Los muros de positividad son particularmente efectivos porque te ayudan a visualizar metas que son profundamente personales, a partir de frases e imágenes que también lo son, que tienen significado para ti.

Después de todo, es más fácil pensar de manera más positiva cuando te enfrentas a recordatorios visuales de lo que te hace sentir bien.

¿FUNCIONAN LOS MUROS DE POSITIVIDAD?

Ahora sabemos que el pensamiento apoya el crecimiento del cerebro y fomenta el refuerzo de nuevas sinapsis.

La sinapsis neuronal se define como la aproximación interneuronal especializada entre neuronas del cerebro. En estos contactos se lleva a cabo la transmisión del impulso nervioso. Las personas deprimidas establecen menos sinapsis neuronales. Los pensamientos felices y el pensamiento positivo, en general, apoyan el crecimiento del cerebro, así como la generación y el refuerzo de nuevas sinapsis, especialmente en la corteza prefrontal (CPF), que sirve como centro de integración de todas las funciones de la mente y el cerebro.

Es decir: el simple hecho de ver escritas afirmaciones positivas, te ayuda a procesarlas.

Te puede parecer lo más cursi y simple del mundo, pero es muy efectivo. Los psicólogos saben desde hace décadas que las imágenes que crean en tu mente pueden tener un efecto potente en tu cuerpo. Por eso, cuando vas a una consulta de psicólogo, comprobarás que ha intentado crear un ambiente agradable, con colores claros y en muchas ocasiones con cuadros o posters que tienen imágenes tranquilizadoras (un cielo azul, una cascada...). No te vas a encontrar nunca una reproducción de *El grito,* de Munch, o de *Saturno devorando a su hijo,* de Goya, en la consulta de un psicólogo.

¿Y qué mejor manera de crear imágenes positivas en el cerebro que llenar tu hogar con palabras e imágenes positivas?

Cómo se hace un muro de afirmaciones.

Hay dos pasos que deberás seguir: el diseño de afirmaciones y la creación del muro propiamente dicho.

PASO 1. DISEÑO DE AFIRMACIONES

Diseña afirmaciones significativas y positivas que puedes comprometerte a repetir. Tus afirmaciones están dirigidas a contrarrestar tus distorsiones cognitivas y tus creencias limitantes. Que son, básicamente, las responsables finales de tu ansiedad.

Para tener un impacto positivo en tu autoestima, tus autoafirmaciones deben estar enfocadas positivamente. Es decir, no debes escribir "Ya no tengo miedo", sino "Soy valiente".

A lo largo de estos días ya has creado muchas afirmaciones positivas, así que ya sabes cómo hacerlo.

Las afirmaciones positivas relacionadas con los objetivos deberían referirse a comportamientos con los que puede actuar para reforzar tu sentido de identidad propia, o a resultados que están relacionados con valores personales significativos.

Por ejemplo, no tienes que escribir "Voy a conseguir un trabajo en la editorial Desclée", sino "Busco activamente un trabajo".

En magia te suelen decir que si haces un hechizo pidas trabajo, una relación o una casa, pero que no pidas un trabajo en un sitio determinado, una relación con una persona determinada o una casa en un sitio determinado. En realidad, los hechizos no son más que autosugestión aplicada: te convencen de que vas a conseguir una cosa y la consigues (a no ser que de verdad creas en la magia, y que hay gente que de verdad mueve energías mágicas. Yo estoy abierta a cualquier explicación).

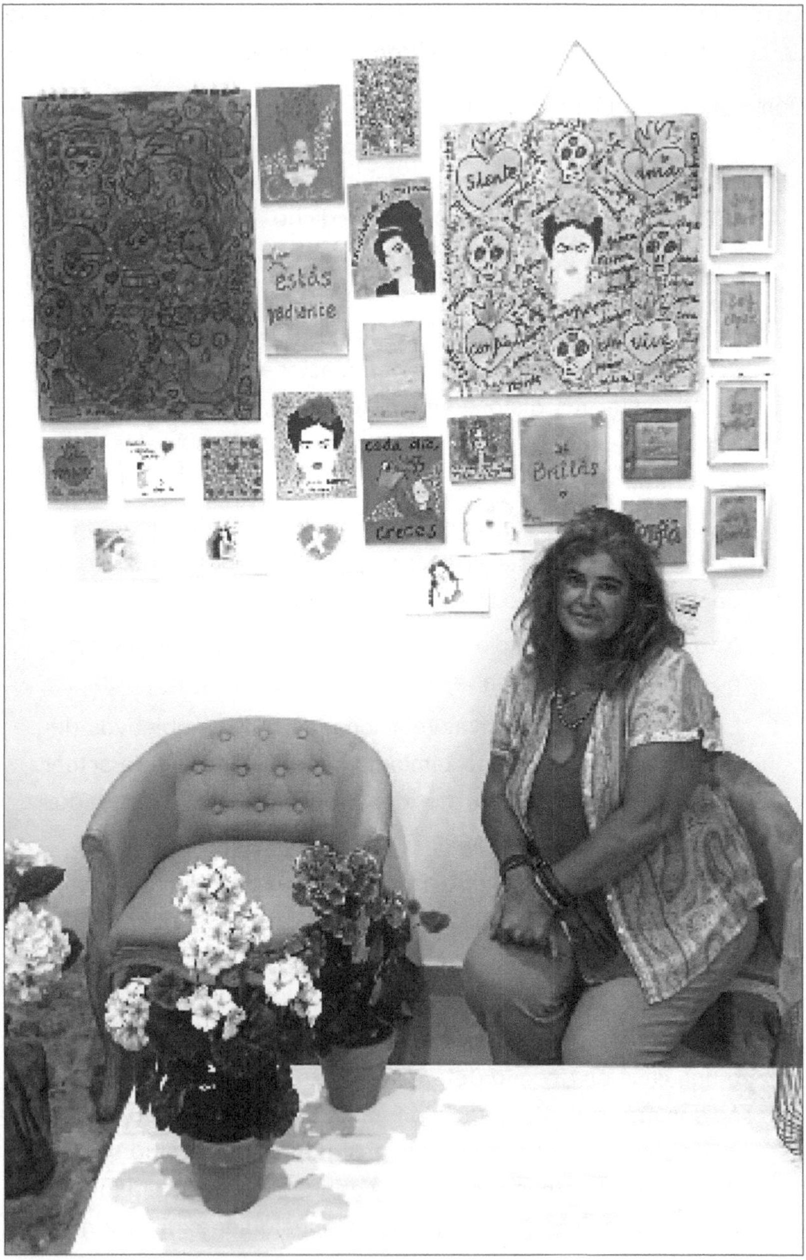
Siente
ama
vive
estás
radiante
cada día
creces
Brillas

El caso es que, si estás convencida de que vas a obtener trabajo, lo consigues porque vas tranquila a la entrevista. Si estás convencida de que vas a obtener amor, lo consigues porque estás más abierta a interactuar con cualquier persona que te hable, y si estás convencida de que vas a obtener una casa, probablemente te pases el día muy motivada buscando chollos en portales inmobiliarios de internet.

El muro de afirmaciones funciona exactamente así. Usa estos consejos y ejemplos para ayudarte a pensar en algunas afirmaciones. Como paso inicial.

1. Expresa tu afirmación como una "Declaración yo",

   Comenzando con "Yo soy...".

   Por ejemplo, "Yo soy una hermana cariñosa y solidaria con mi hermana pequeña".
2. Diseña una afirmación que represente algo positivo.

   Evita el uso de lenguaje evasivo, como la palabra "no", en tus afirmaciones.
3. Tienen que ser afirmaciones concisas.

   "Tengo el don de una familia increíble que cree en mí".
4. Sé lo más precisa posible, especialmente si tu afirmación tiene la intención de guiar tu propio comportamiento orientado a objetivos:

   "Soy más que capaz de aprobar el examen de conducir/las oposiciones".
5. Usa el tiempo presente para escribir tus afirmaciones.

   "Apruebo mi examen".
6. Y, donde sea posible, usa un gerundio ("Estoy encontrando una casa", "Estoy encontrando un trabajo", "Estoy mejorando con confianza la gestión de mi ansiedad", "Estoy incrementando mi autoestima").

> 7. Si quieres puedes usar un adverbio, una palabra de sentimiento o descriptiva, que suele dar a la afirmación más impacto. ("Estoy destruyendo eficazmente mis creencias limitantes").

Vamos a poner ejemplos de creencias limitantes y a contraponerlos a creencias positivas:

1. No merezco... (No me voy a comprar ese vestido, es demasiado caro. No le voy a echar los tejos a esa persona porque es demasiado para mí, seguro que me rechazará) → *Merezco lo mejor que pueda pasarme y estoy trabajando cada día con confianza para que llegue.*
2. No puedo... (No voy a presentarme a ese examen porque no lo voy a sacar, es imposible que yo corra una maratón, no puedo superar mi pasado...) → *Puedo conseguir los objetivos que me proponga. Me voy a presentar al examen y voy a estudiar cada día con tenacidad y confianza para aprobarlo.*
3. No tengo derecho a... → *Soy una persona válida y tengo derecho a ser amada, a ser respetada y a establecer límites. Puedo establecer límites. Sé decir no.*
4. No valgo para... (No valgo para las matemáticas, no sé cocinar, yo no sabría escribir...) → *Soy una persona válida y autosuficiente.*
5. Es imposible conseguir... → *Puedo conseguir los objetivos que me proponga, estoy trabajando eficazmente para ellos.*
6. Soy incapaz de... → *Soy capaz de conseguir las metas que me propongo.*
7. Hay que, se debe y demás *deberías*... (Un hijo debe cuidar de sus padres siempre. Los niños deben crecer con sus dos padres. Hay que ser entregados con el otro. Un hombre o una mujer enamo-

rada debe hacer el amor con su pareja.) → *Hago las cosas que deseo hacer y que son buenas para mí. Tengo derecho a decir no y a establecer límites cuando los demás piensan que debo hacer cosas que no son buenas para mí.*

8. No es correcto/No está bien… → *Lo correcto es lo bueno para mí.*
9. No puedo confiar en nadie… → *Vivo la vida con confianza en el futuro.*
10. No puedo estar en paz y ser yo mismo… → *Vivo en paz y armonía. Me gusto y me acepto como soy.*

Piensa en todo lo que se te ocurra:

Por ejemplo, una estudiante que va a presentarse a un examen de septiembre:

Soy inteligente y estoy tranquila. Estoy estudiando con confianza y calma. Confío en mi inteligencia.

Una mujer que se preocupa en exceso de su salud, y eso le crea ansiedad:

Soy una mujer sana. Estoy cada día más feliz con mi propio cuerpo.

Un hombre que sigue obsesionado con su ex:

Soy libre. Me amo a mí mismo.

Un hombre que sufre crisis de pánico debido a su trabajo.

Estoy tranquilo. Me enfrento al trabajo con seguridad y calma. Dejo atrás la ansiedad.

Importante:

Las afirmaciones positivas deben estar redactadas en presente y en positivo.

En lugar de decir "Quiero que me vaya bien en el trabajo", una afirmación positiva efectiva sería "Soy competente en mi trabajo actual".

El uso del presente ayuda al cerebro a creer que lo que se está diciendo es cierto en ese momento, lo que aumenta la eficacia de la afirmación.

Además, es importante que las afirmaciones positivas sean realistas y alcanzables.

No tiene sentido crear afirmaciones que no se puedan cumplir. Es obvio que no puedo escribir "Voy a perder veinte kilos" si no voy a dedicar prácticamente todo mi tiempo y energía a perderlos.

Es más fácil decir "Estoy mejorando mi alimentación y haciendo ejercicio, porque estoy en el camino a un cuerpo sano".

Ejemplos de afirmaciones positivas para:

Autoestima

- *Soy digno de amor y respeto.*
- *Me siento seguro y confiado en mí mismo.*
- *Me amo y me acepto tal como soy.*
- *Soy capaz de lograr cualquier cosa que me proponga.*
- *Mi autoestima está en constante crecimiento y desarrollo.*

Trabajo

- *Soy buena en mi trabajo y un miembro valioso del equipo.*
- *Cada día me acerco más a mis metas profesionales.*
- *En mi trabajo sé lo que hago y tomo decisiones sabias.*
- *Me siento motivada y comprometida con mi trabajo.*

Toma de decisiones

- *Confío en mi capacidad para tomar decisiones sabias y efectivas.*
- *Sé encontrar soluciones creativas a los problemas.*
- *Soy fuerte, valiente y resiliente.*

- *Me siento cómodo tomando decisiones y asumiendo responsabilidades.*
- *Estoy abierto a nuevas ideas y perspectivas para tomar decisiones informadas.*
- *Cada decisión que tomo me acerca a mis metas y objetivos.*
- *Soy resiliente: si algo sale mal aprendo del error y sigo adelante.*

PASO 2. CREA EL MURO

Materiales: Mucha gente lo hace con *post-its*. Otra compra cartulinas. Yo hice mi muro con pequeños cuadros en lienzo. Usa el material que desees, pero que sean cuadrados y más o menos similares en tamaño.

Caligrafía: Escribe tus afirmaciones con la letra más clara posible. Si no tienes la letra muy clara, escribe las afirmaciones en ordenador e imprímelas.

Colores: Es importante que tenga colores que te gusten, a poder ser colores pastel (son más relajantes). Las combinaciones de azul y verde suelen funcionar bien. No uses combinaciones agresivas, tipo rojo con amarillo o naranja y morado. No uses cartulinas negras con fondo blanco.

Imágenes: Si te gustan las fotos de gatitos, perritos o bebés, ponlas. Si quieres poner fotos de tus hijos, tus perros, tus gatos, flores, cualquier tipo de imagen que solo con verla te anime, ponla (sé de una chica que llenó el muro con fotos de David Bowie; otra llenó el muro con fotos de la Virgen Inmaculada porque era profundamente religiosa, y hay quien no usa imágenes). Lo importante es que solo con ver el muro, te sientas bien.

Recuerda que tú puedes hacer tu muro como te dé la gana, pero cuanto más bonito quede, mejor. Sé creativa.

INTROYECCIONES Y BAJA AUTOESTIMA

DÍA 18

El día trece hablamos de introyección a la hora de hablar de la culpa ¿te acuerdas?

Ahora que ya sabemos lo que es una introyección, es el momento de que deshagamos las introyecciones.

Padres, abuelos, profesores, compañeros, amigos, parejas... Nuestro entorno dice mucho de nosotros mismos. Forman parte de él personas con las que solemos guardar puntos en común, con las que nos podemos sentir identificadas y a las que creemos.

Sin embargo, puede que algunas de las ideas, valores o creencias que pensamos que forman parte de nuestra identidad y que tomamos como propias, en realidad no sean fruto de nuestra propia elaboración. Por eso a veces acabamos pensando "No merezco", "No puedo", "No sirvo"... como resultado de una introyección.

Ya hemos hablado antes de la introyección. Es un concepto de la teoría del psicoanálisis introducido por Freud y luego ampliado por diversos autores (Freud, Klein, Torok, Ferenczi...). Se trata de un término que usamos para referirnos al proceso psíquico por el que una persona "traga" las ideas de otra y acaba viviéndolas como suyas. Y por eso, a veces, la persona que introyecta se atribuye a sí misma características que le confieren otras personas. A veces son personas a las que quiere y admira, pero en otros casos también las teme u odia. De esta forma, a través de este mecanismo, las personas incorporamos creencias limitantes sobre muchos temas, entre ellos, sobre nosotras mismas.

¿Un ejemplo? Imagina una madre que dice "De mis hijas, Juani es la lista y Sagrario la guapa", y que lo repite durante años, como si fuera una verdad inapelable. Consecuentemente, cuando sus hijas sean adultas,

Juani se sentirá siempre fea y Sagrario tonta. Como ya he contado antes, yo pensaba que tenía mal oído porque mi madre me lo decía, y que era mala en matemáticas porque me lo decían en el instituto.

Ahora quiero que cojas lápiz y papel y apuntes si alguna vez te has visto en una situación parecida a las que describo a continuación.

TÁCTICAS/ESTRATEGIAS QUE USARON CONTRA TI

Vamos a hablar de estrategias que a veces usan las personas y que sirven para que otra persona introyecte creencias nefastas sobre sí misma.

Estrategias que a veces las víctimas no son capaces de identificar.

Sarcasmo ácido/Ridiculizarte

En una pareja, ella se queja porque él no ha acudido a la cita que tenían para comprar cortinas, y no ha avisado. Las cortinas eran importantes para ella, a la que le gusta mucho la decoración. Él la ridiculiza, y así el hecho de que él ha faltado a su palabra deja de tener importancia: "Ay, ya tenemos otra vez a la señorita marisabidilla y sus cortinas. Para cortinas, el traje que se puso en la boda de su prima, que parecía totalmente de visillo, la niña esta, que va de pija y se cree la gran decoradora".

Amenazas veladas

"Yo no soy amable con las que no saben comprenderme". "Si me buscas me vas a encontrar", "Cuidado, que tú no sabes con quién estás hablando", etc.

Frases que denotan abuso de autoridad

"Esto sí que no te lo voy a consentir". "Hasta ahí íbamos a llegar". "Por aquí no paso". "A mí tú no me haces esto", etc.

Distorsionar algo que hiciste en el pasado

"¿Cómo te atreves a quejarte cuando hace dos semanas me hiciste exactamente lo mismo y no pudimos ir a ver a mis padres?". "¿Cómo puedes decir eso si el año pasado...?". En primer lugar, *that was then and this is now,* como dicen los ingleses. Estamos ahora y no entonces. En segundo lugar, el manipulador suele alterar lo que pasó para desviar la conversación, porque el interpelado intenta puntualizar que no fue así, y de esa manera se pierde el foco del problema.

Proyección: Acusarte a ti de hacer algo que hace él/ella

La proyección consiste en atribuir a otra persona lo que siente uno mismo. "Pero ¿cómo te atreves a decirme eso, si eres tú la que siempre me deja colgada en todos los planes?". "No estoy gritando, eres tú la que estás gritando". "Dices esto porque me tienes envidia", etc.

Escalada de acusaciones (usar el "y tú más")

"Pues vale, yo no te acompaño hoy a las cortinas, pero tú el otro día no quisiste acompañarme al fútbol". "Dices que no cumplo mis compromisos, pero tú eres mucho más egoísta porque blablablá", etc.

Interrumpirte, ametrallarte verbalmente

El manipulador interrumpirá a su víctima mientras hable y recurrirá a la "ametralladora verbal" (hablar mucho y muy rápido) para no dejarle hablar y exponer sus argumentos. Este tipo de recurso se utiliza a menudo en los debates televisivos. En los debates parlamentarios, como sabéis, está prohibido interrumpir el turno de exposición, precisamente por esto.

Negarse a responder a preguntas directas

Por ejemplo, si una chica le pregunta a su novio: "Y, por cierto, ¿por qué has llegado a las cinco de la mañana? ¿Dónde has estado?". Y él responde:" ¿Y a ti eso qué coño te importa? Que solo buscas controlar, que me quieres apartar de mis amigos...".

Reírse de ti

Intentar cortar la discusión con un paternalista "¡Estás tan mona cuando te enfadas...!". O "Por favor, si ni siquiera sabes argumentar". O similares.

Hacerse la víctima

El manipulador da la vuelta a la situación como un calcetín y acaba colocándose como la víctima. Un caso que veo a menudo es el de la mujer que exige que él también se ocupe de las tareas domésticas, a lo que él responde que trabaja mucho, que llega muy cansado a casa y se encuentra con una mujer regañona y exigente. También lo usan los padres, en una frase extremadamente cruel, cuando dicen "Esto me duele más a mí que a ti".

Criticar tu apariencia, tus creencias, tu trabajo, tu religión, tu familia

Es un sistema lento, que poco a poco va destrozando la autoestima de la víctima. En muchos casos es muy sutil y aparece disfrazado de buena intención: "Con lo guapa que eres, si solo adelgazaras...", "Yo creo que tú vales mucho para estar en un trabajo así", "Con lo inteligente que tú eres ¿me vas a decir que crees en cuentos de viejas de una virgen y una paloma?", "A ti tu familia no te quiere como te quiero yo", etc. Punto extra si lo aderezan con el "Te lo digo por tu bien".

Insultar

No necesariamente tienen que utilizar palabras malsonantes: "Eres una obsesa del orden y una histérica", "No hay quien te aguante", "Eres una pesada y una regañona", "Eres un egocéntrico", "Un pedante", "Un inútil". Como veis, no es necesario que te llame "perra" o "hija de puta" para insultarte. Si lo hace, sería muy desagradable. Pero también hay formas de insultar más sutiles.

Salir de la habitación, del local, y dejarte con la palabra en la boca

Te hace sentir frustrada e idiota.

Decir "Ya hablaremos cuando estés más calmado", cuando tú ya estás calmado

Es una proyección de la culpa, en realidad es él (o ella) el que no está calmado.

Decir "Ahora no quiero discutir"

Y utilizar esta frase para negarse por sistema a hablar de lo que no le interesa. Acto seguido suelen salir de la habitación.

Negar tu criterio

El típico "Cállate, que de eso no entiendes".

Darte ligeros toques en el pecho con el dedo índice

Táctica muy generalizada e insidiosa, que se usa porque todo el mundo sabe que estos toquecitos inevitablemente sacan de quicio al contrario.

Invadir tu espacio privado, acercarse demasiado

De forma que casi sugiere que te puede pegar en cualquier momento.

Amenazar con abandonarte

El miedo al abandono es la madre de todos los miedos. Algunos creen que está inscrito en los genes y que es el no va más de nuestros miedos de relación, incluidos los de desaprobación y cólera. Cuando el miedo al abandono nos lleva a capitular en una discusión, sentimos que nos hemos traicionado a nosotros mismos. Por eso estas amenazas veladas son tan crueles, y efectivas.

Triangular

"Mi familia dice que...", "Mis amigos dicen que...", "Mi ex no hacía estas cosas...", "Tus propias amigas dicen que...". Esta táctica es muy común y es típica de las personas con un perfil altamente tóxico. Conocen tu inseguridad, saben que eres altamente dependiente, así que entienden que, si te dicen que alguien niega tu criterio, te lo creerás. En la gran mayoría de los casos te mienten, o exageran lo que dicen otras personas. Ah, y de lo que dice su familia no te fíes nunca. Las personas con esos perfiles provienen de entornos que también muestran dichos perfiles.

Aislarte

Esta estrategia es típica de acosos laborales o escolares y va precedida por la campaña de difamación. El agresor o agresora contará auténticas barbaridades de ti a familiares y a amigos comunes, y de la noche a la mañana te encontrarás más sola que un bebé en un bosque. En el caso de parejas, el maltratador suele aislar a su víctima impidiendo con cualquier táctica que vea a sus amigos o a su familia. En familias con progenitores narcisistas o controladores, se restringen las oportunidades para que los hijos tengan amigos y vida social.

Gritar

Esto es importante. En muchos casos cuando él o ella grita añade después ese latiguillo tan manido de que "No he gritado, solo he alzado la voz" o que "Es que tú me has puesto de los nervios". La segunda excusa es infantil. Un niño puede acabar gritando si se le pincha mucho, un adulto es responsable de sus actos. Si le pellizcaras, entiendo que grite de dolor. Si le asustas, pegará un grito de espanto. En ningún otro contexto le vas a obligar a gritar. Incluso si tú gritas, eso no le obliga a él o a ella a gritar.

Lo que te debe hacer sospechar, y mucho, es que tu pareja, o tu madre, o tu jefe o cualquier persona te grite a ti y alce la voz en discusiones pero que en el día a día tenga un tono de voz perfectamente pausado y nada intenso. Que se dirija a los camareros en tono moderado y que en general no pierda los nervios en situaciones cotidianas Pero si es capaz de perder la calma como un loco en una discusión mientras sube los decibelios mucho más de lo que constituye su tono normal, entonces no vale la excusa "Hablo alto" (pues en general no lo hace) o "He alzado un poco la voz" (te ha gritado, punto). Te ha gritado. Y lo ha hecho para intimidarte. Y no, no eres ninguna histérica ni estás exagerando si te quejas.

El silencio hostil

Esta táctica es muy, muy peligrosa, porque mucha gente no la considera una agresión. Pero lo es. Precisamente es peligrosa porque el agredido o agredida no se da cuenta de hasta qué nivel está siendo manipulado. El silencio hostil se hace muy duro para quien lo sufre y prácticamente venderíamos el alma para no tener que aguantarlo. Si alguien nos castiga de esa forma, nos sentimos trastornados. En una discusión, es la manera más fácil de que un conflicto no se resuelva nunca. Si yo me enfado con alguien porque ha llegado tarde y le digo "Oye, estoy muy enfadada, eres un..., sabes que me molesta esperar", quizá estoy exagerando y definitivamente estoy insultando, pero al menos estoy diciendo lo que pasa. Si él llega tarde y yo le castigo con mi cólera fría, estoy impidiendo que el conflicto se resuelva, no le dejo ni siquiera el espacio del debate o la negociación.

Antes de que pasemos al ejercicio, lee varias veces lo anterior.

¡Varias veces!

Mucha gente está tan acostumbrada a interiorizar estas agresiones tóxicas que no las identifica como tales. Y por lo tanto introyecta lo siguiente: "Soy ridícula, no sirvo, no valgo, no merezco respeto, no merezco que se preste atención a mi criterio, los demás son mejores que yo, el criterio de los demás es mejor que el mío...". No piensa que otra persona la ha atacado, cree que toda la culpa la tiene él o ella porque no vale, no es digno, no merece, no está a la altura. En realidad, ha sido una destrucción muy sutil de la autoestima. Como la gota que día a día va cayendo y al final crea una estalactita.

Así que, repito, lee lo anterior varias veces

Y después:

> 1. Coge un boli y apunta todas las estrategias que hayan usado contra ti. Cualquier recuerdo de algo que sucediera en el colegio, con una pareja, en la familia, que las usara un amigo o amiga... Por pura estadística, las han usado contra ti alguna vez.
> 2. Intenta recordar momentos específicos en que las hayan usado.

SOY UNA PERSONA VÁLIDA Y NO MEREZCO QUE...

La propia valía, o autovaloración, y la autoestima son dos términos relacionados que a menudo se confunden. Tener un sentido de autoestima significa que te estimas (te quieres) a ti mismo, mientras que sentirte una persona valida tiene más que ver con el valor que te concedes a ti mismo (una noción más relacionada, quizá, con la dignidad). Las diferencias entre los dos términos son lo suficientemente pequeñas como para que ambos términos puedan usarse para describir el mismo concepto general. Sin embargo, existen ligeras diferencias. Por ejemplo, el diccionario Merriam-Webster define la autoestima como: "Un sentimiento de que eres una buena persona que merece ser tratada con respeto".

Pero la autovaloración, o sentimiento de la propia valía, es más conductual que emocional, más dirigido a cómo actúas y hacia lo que valoras, incluyéndote a ti mismo, que cómo te sientes acerca de ti mismo en comparación con los demás.

AUTOESTIMA VERSUS AUTOVALORACIÓN

Del mismo modo, no existe una gran diferencia entre autoestima y autovaloración, especialmente para quienes no son profesionales del campo de la psicología.

Claramente, muchos de estos términos se usan para hablar de las mismas ideas, pero para quienes están profundamente inmersos en estos conceptos, existe una ligera diferencia: La autoestima es lo que pensamos, sentimos y creemos sobre nosotros mismos. La autoestima es reconocer que "Soy más grande que todas esas cosas". Es un conocimiento profundo de que valgo, que soy digno de amor, que soy necesario para esta vida y que tengo un valor incuestionable.

¿Y EN QUÉ SE DIFERENCIAN LA AUTOESTIMA, LA AUTOCONFIANZA Y LA AUTOVALORACIÓN?

La confianza en uno mismo no es una evaluación general de uno mismo, sino un sentimiento de seguridad y competencia en áreas más específicas. Por ejemplo, una misma persona podría tener una gran autoestima, pero muy poca autoconfianza cuando se trata de deportes extremos, ciertas áreas académicas o su capacidad para aprender un nuevo idioma (Roberts, 2012).

No es necesario tener un alto sentido de fe en uno mismo en todos los ámbitos de la vida. Naturalmente, hay algunas cosas en las que simplemente no serás muy bueno y otras áreas en las que destacarás. Lo importante es tener confianza en uno mismo en las actividades de su vida que le importan y un alto sentido de autoestima en general.

En psicología, el concepto de la propia valía o autovaloración puede ser un tema de investigación menos popular que el de la autoestima o la confianza en uno mismo, pero eso no significa que sea menos importante.

La propia valía está en el centro de nosotros mismos: nuestros pensamientos, sentimientos y comportamientos están íntimamente ligados a cómo vemos nuestra dignidad y valor como seres humanos. Por eso, por una cuestión de amor propio, es por lo que aprendemos a poner límites a ciertos comportamientos. Porque, como decía el anuncio de cosméticos, nosotros lo valemos.

La principal prioridad de un individuo en la vida es encontrar la autoaceptación y dicha autoaceptación, a menudo, se encuentra a través del logro, que confirma la propia valía (Covington y Beery, 1976). A su vez, los logros a menudo se obtienen a través de la competencia con otros. Por lo tanto, la conclusión lógica es que competir con otros puede ayudarnos a sentir que tenemos logros impresionantes en nuestro haber, lo que luego nos hace sentir orgullosos de nosotros mismos y mejora nuestra propia aceptación.

La teoría de Covington y Berry sostiene que hay cuatro elementos principales del modelo de propia valía: Habilidad, Esfuerzo, Desempeño y Autoestima. Los tres primeros interactúan para determinar el nivel de autoestima de cada uno. Como era de esperar, la capacidad y el esfuerzo de uno tienen un gran impacto en el desempeño, y los tres contribuyen al sentimiento de valía y valor.

Si bien esta teoría representa una buena comprensión de la propia valía, tal como la experimentamos, es lamentable que pongamos tanto énfasis en nuestros logros. Aparte de competir y "ganar" contra los demás, hay muchos factores que pueden contribuir a nuestro sentido de dignidad: Nuestros valores morales, nuestras creencias centrales, las experiencias que hemos vivido, las relaciones significativas, pasadas o presentes, las actividades y hobbies, nuestras convicciones religiosas, nuestra relación con los animales, y muchas otras. (Beck, 2005, 2011). Pero de eso hablaremos en el siguiente ejercicio (el de la caja de herramientas).

De momento, lo que quiero es que escribas sobre tu propia valía, sobre tu dignidad.

1. Recoge las situaciones que has escrito en el ejercicio anterior.
2. Luego escribe frases que empiecen con "Yo (tu nombre) soy una persona válida y no merezco que...".

   Por ejemplo:

   "Yo, Rubén, soy una persona válida y no merezco que mi novio me deje de hablar durante días".

   "Yo, Elena, soy una persona válida y no merezco que mi marido saque a colación a mis padres en cada discusión que tenemos".

"Yo, Juan, soy una persona válida y no merezco que mi amigo Roberto se riera de mí y me llamara *drama queen*".

"Yo, Ana, soy una persona válida y no merezco que el padre de mi hijo me amenazara con echarme de casa, cuando para colmo teníamos un bebé".

"Yo, Matxalen, soy una persona válida y no merezco que mi jefe se acercara tanto a mí, saltándose el mínimo protocolo y mi espacio de seguridad".

"Yo, Luis, soy una persona válida y no merezco que se me critique y minusvalore".

"Yo, María, soy una persona válida y no merezco que alguien que decía ser mi amiga me dijera constantemente aquello de *Con lo guapa que eres de cara, deberías adelgazar diez kilos*".

3. Después, cambia a Afirmaciones Positivas.

   "Yo, ..., merezco atención y respeto".

   "Yo, ..., merezco que me traten como a una adulta".

   "Yo, ..., merezco amor, empatía y comprensión".

   (Todas las que se te ocurran).

   Es importante que acabes escribiendo:

   "Yo, ..., soy una persona válida, me amo, y a partir de hoy me comprometo a ser amable conmigo misma (mismo) y a tratarme con todo el amor y respeto que me merezco".

   ¡Ah! También es importante que incluyas siempre tu nombre.

   Si quieres, cuelga las afirmaciones positivas en tu muro de afirmaciones.

En psicología, la propia identidad se define como las características colectivas que percibimos como propias, que perduran en el tiempo y están continuamente en construcción (Ownsworth, 2014). El autoconcepto, la idea que nos hacemos de quienes somos, influye en la motivación para el logro, en la relación con los pares, en la madurez de la personalidad y en el desarrollo profesional (Hsieh *et al.*, 2019; Kim *et al.*, 2019; Liu,2015).

La propia identidad es un concepto psicológico multidimensional, que comporta múltiples niveles estrechamente relacionados con el desarrollo del yo y de la personalidad (Erikson, 1988). En esencia, debido a que la identidad propia está evolucionando constantemente y se mueve sujeta a influencias contextuales (es decir, a lo que nos rodea y a los que nos va sucediendo cada día), la propia identidad de cada persona sería algo ambiguo e inestable (Seidman, 2014). Por eso, después de cualquier crisis vital (una ruptura, un despido, un duelo, una relación tóxica) nos sentimos a menudo confusas y vacías y no sabemos cómo reconstruirnos. Porque la forma en que nos vemos afecta a cómo nos sentimos, y viceversa (Beafdke *et al.*; 2016). Nuestras experiencias nos pueden llevar a establecer un autoconcepto distorsionado o erróneo (Qui y Deng, 2017). Por lo tanto, debe ser ajustado, reparado o incluso reconstruido constantemente.

En general, y hasta cierto punto, todos tenemos la capacidad de repararnos a nosotros mismos (Zhu, 2011), pero algunas situaciones o acontecimientos vitales o estresantes pueden dañar seriamente la forma en la que nos percibimos (Krishnan, 2019). Nadie está a salvo del despido inesperado, de la ruptura traumática o de la enfermedad crónica de un ser querido entre otras muchas situaciones vitales, incluyendo algunas muy traumáticas como un accidente grave o una agresión sexual.

Cuando hemos pasado por momentos duros nos encontramos en un proceso de reconstrucción (Konopka *et al.*, 2017; Wu 2016). Esto hace que muchas veces nos veamos incapaces de reconstruir su identidad por nosotras mismas y, por lo tanto, el hecho de contar con una red de apoyo puede influir en la velocidad, la calidad y el éxito de la reconstrucción de la propia identidad. Una reconstrucción exitosa de la identidad está ligada a la recuperación del bienestar emocional (Muenchberger H, Kendall E, Neal R. 2008; 2).

Si has llegado a este libro probablemente estés atravesando un momento de cambio que te hace sentir inseguro e inquieto. Quizá has salido de una relación tóxica o aún sigues en ella, o quieres cambiar de trabajo, o por la razón que sea no te encuentras bien. Quizá es tu psicólogo o tu psicóloga quien te ha aconsejado leer este libro.

Es en momentos como el que atraviesas, momentos de cambio y transición, cuando necesitas una caja de herramientas para construir tu propia resiliencia.

La resiliencia marca la diferencia entre rendirse a la angustia y la preocupación y ver este momento de la vida como una oportunidad de crecimiento. La resiliencia depende mucho de cómo nos vemos a nosotros mismos, y de que nos percibamos como fuertes y capaces. La resiliencia es en gran medida una habilidad aprendida que nos ayuda a manejar el estrés, regular nuestras emociones y responder positivamente a los tipos de contratiempos que todos experimentamos en un momento u otro. Afortunadamente, puedes contar con una caja de herramientas para reparar tu resiliencia y para evitar caer por el precipicio emocional y aterrizar con un ruido sordo en un suelo de desesperación.

Pero primero debes tener muy claro lo que puedes y no puedes controlar. Esto significa pensar de manera realista en los detalles de la situación en la que te encuentras y distinguir "lo que es mío" de "lo que no es mío" ¿Qué necesitas hacer para responsabilizarte de lo que es tuyo? ¿Necesitas rechazar el esfuerzo de alguien por hacer suyo algo que no es su responsabilidad? ¿O necesitas dejar de hacerte cargo de cuestiones que no son tuyas? Por ejemplo: si estás inmersa en una relación tóxica, tuya es la responsabilidad de cambiar tu vida, pero no es tuya la responsabilidad de cambiar a tu pareja. De la misma manera, tus familiares pueden ser un apoyo inmenso, pero ya hemos dicho que la responsabilidad de cambiar tu vida es tuya, de forma que tampoco les puedes cargar con el peso de tus problemas. No, no quiero decir que no les llames y no te apoyes en ellos, muy al contrario. Ellos son los que te pueden ayudar. Pero ayudar no es "ocuparse de". El o la agente de cambio eres tú. No lo olvides.

Recuerda nombrar tus emociones. La soledad, la frustración y la decepción son emociones demasiado familiares en el curso de nuestras vidas. Identifica tus emociones y aprende a diferenciarlas para saber qué está pasando realmente y cómo afrontarlo.

Practica el cuidado personal. Haz ejercicio. Hazte una manicura. Cómprate la crema que más te gusta y mímate con ella. Y, también, cuida lo que comes y bebes. No es el momento de beber alcohol ni de atiborrarte a comida basura, mucho menos de tomar drogas. Ya, todas nos hemos lanzado a la tarrina de helado cuando estábamos deprimidas, y otras muchas se lanzan a los porros, creyendo que se trata de una droga blanda y que tampoco es para tanto. Sí que lo es, pero no me extiendo más porque este libro no trata sobre adicciones.

Así que volvamos al autocuidado. Su esencia radica en ser buena contigo misma, en tratarte bien. Por supuesto, también significa rodearte de otras personas que sean buenas contigo, respetuosas y amables. Aparta de tu vida a la "amienemiga", esa persona que te hace sentir fatal cada vez que quedas con ella, pero con la que sigues quedando porque os conocéis desde la infancia. Aplica la misma regla al grupo de amigos o cuadrilla que tiene hábitos tóxicos o que no te hace sentir bien.

Distráete. No se trata de negar, de fingir que las cosas que te causan estrés o preocupación no existen. Se trata más de encontrar el equilibrio para que lo que te preocupa no domine totalmente tu mente y tus emociones. Escucha música, practica tu pasatiempo favorito, haz algo creativo, pinta, escribe, practica la jardinería, baila en casa o simplemente sal al aire libre. ¡No te quedes ahí sentada y reflexionando! Lo único que vas a hacer es mantenerte enganchada en tu red de rumiaciones tóxicas.

Ayuda a otros. Nada nos saca mejor de nosotros mismos y de nuestras preocupaciones que dejar de centrarnos en nuestra existencia para contribuir a mejorar también la vida de los demás. Ingresar en un programa de voluntariado es una de las estrategias más efectivas para reconstruirse en momentos de crisis. Pero si te parece algo muy drástico, seguro que hay un anciano o anciana en tu vecindario encantado de que le ayudes a hacer la compra.

Date tiempo, tómatelo con calma. Los tiempos de transición son, por definición, inestables e inciertos. Nadie sabe cuánto se tarda exactamente en superar una crisis vital. No puedes controlar todo lo que sucede en tu vida, ni cómo resultará una transición, pero sí puedes decidir cómo y en qué medida te afecta.

Por último, practica la gratitud. Centrate en todo aquello por lo que estás agradecido es una de las formas más rápidas y seguras de hacer que tu mente pase de la preocupación a un lugar de ecuanimidad. Y precisamente por eso vamos a construir la caja de herramientas.

> Primero, haz una lista de todas las herramientas con las que puedes contar.
>
> Por ejemplo:
>
> - Tu inteligencia.
> - Tu imaginación.
> - Tu resiliencia.
> - Tu fortaleza.
> - Tus ganas de vivir.

- Tu instinto.
- Tus hobbies
- Tu trabajo, si te gusta y te da dinero.
- Tus padres, tu familia, si de verdad puedes contar con ellos.
- Tu pareja (en el caso de que no sea la fuente de tus problemas, sino que vengan del trabajo o de tus relaciones con otras personas).
- Tus amigos (si de verdad puedes contar con ellos, aunque solo puedas contar con uno).
- Tu perro o tu gato (no es ninguna broma: las personas que viven con mascotas tienen más recursos para superar las depresiones. Se ha demostrado en infinidad de estudios).
- Tu fe, si la tienes (De nuevo, no es ninguna broma: se ha demostrado en numerosos estudios que las personas que poseen una fe religiosa o espiritual de cualquier tipo tienen más herramientas para superar momentos adversos e incluso mejor salud. Puedes tener fe católica, budista hindú, islámica o fe espiritual en el universo. La cuestión es que confíes en un poder superior que tiene un plan para ti, un Todo al que perteneces y te sostiene).

Y cualquier cosa que quieras añadir.

Recuerda: Pones el cronometro y escribes veinte minutos del tirón. La clave es la escritura automática, no pensar demasiado.

¿Tienes la lista hecha?

Añádele una prueba de realidad.

Por ejemplo:

> "Puedo contar con mi inteligencia porque está claro que soy inteligente, ya que en el pasado sacaba las mejores notas de la clase/superé una oposición muy difícil, etc.".

"Puedo contar con mi imaginación porque soy una persona creativa que sabe pintar, dibujar, escribir, coser...".

"Puedo contar con mi resistencia porque he superado a lo largo de la vida momentos muy difíciles y bastante peores que este".

"Puedo contar con mi fe porque, en momentos pasados de la vida en los que me sentía perdida, me ayudó a encontrar el camino".

"Puedo contar con mis ganas de vivir porque, incluso si atravesé momentos tan duros en los que pensé en quitarme la vida, lo cierto es que no me la quité y seguí adelante.

Cuando tengas la lista hecha, y las pruebas de realidad, seguro que te das cuenta de que tu situación no era tan difícil como pensabas antes de ponerte a escribir.

REESCRIBE LA HISTORIA. EJERCICIO DE CAMBIO DE PERSPECTIVA

DÍA 21

El ejercicio de cambio de perspectiva lo planteamos para que alcances a entender los sentimientos de otras personas significativas. Y también para crear distancia respecto a la propia historia y poder analizar lo que te ha pasado con distancia y calma. Gracias a ese cambio de perspectiva se reduciría la ansiedad y la depresión (Pennebaker, 2011). El ejercicio del cambio de perspectiva está asociado a mejoras en la salud a largo plazo (Pennebaker & Francis, 1996; Pennebaker *et al.*, 1997; Warner *et al.*, 2006).

Algunos de los descubrimientos más interesantes en los estudios sobre escritura expresiva se refieren al papel de la perspectiva. Las personas que más se benefician al escribir sobre sus conflictos y problemas lo hacen porque cambian la forma en que piensan sobre lo que han vivido, Un día, por ejemplo, puede que se centren principalmente en sus propios sentimientos y experiencias; pero otros días pueden escribir sobre los pensamientos y sentimientos de otras personas que han estado involucradas en la historia.

Cuando eres capaz de situarte en lo alto de una colina simbólica y de contemplar desde allí tus problemas con perspectiva, y desde diferentes ángulos, te los tomas con mucha más calma. Pero la capacidad de adoptar perspectivas alternativas requiere y refleja cierto desapego.

Existen algunos estudios preliminares en los que se pidió a los participantes que intentaran cambiar sus perspectivas mientras escribían sobre problemas personales (Andersson y Conley 2013; Campbell y Pennebaker 2003; Seih, Chung y Pennebaker 2011). Los resultados reflejaron que cambiar la perspectiva hacía descender los niveles de ansiedad ante el problema.

Muchos novelistas luchan (luchamos) con la voz (punto de vista) de su personaje principal. Nos volvemos locos intentando encontrar la solución al problema: ¿Cuáles son las implicaciones si la historia comienza con una perspectiva en primera persona versus una perspectiva en tercera persona?

Para que te hagas una idea, te paso las dos primeras oraciones de un texto:

Voz en primera persona:

"Cuando tenía diecisiete años, mi padre se fue de casa. Yo estaba atrapada en una guerra familiar entre mi hermana y mi madre. Se odiaban encarnizadamente y trataban de arrastrarme a mí a sus batallas. Incluso el simple hecho de escribir sobre ello me hace revivir el dolor y la tristeza que siempre sentí en nuestra casa".

Voz en tercera persona:

"Cuando tenía diecisiete años, su padre se fue de casa. Ella vivía atrapada en una guerra familiar entre su hermana y su madre. Las dos se odiaban y trataban de arrastrarla a sus batallas. El mero hecho de escribir sobre ello trae a colación el dolor y la tristeza que ella siempre sintió en su casa".

Quizá te hayas sentido más identificada con la primera oración que con la segunda. Es posible que hayas percibido la segunda como más neutra. ¿No crees?

Cambiar la perspectiva de primera persona (yo, mi, nuestro) a tercera persona (él, ellos) altera sutilmente el tono de la historia. La vista desde tercera persona es más distanciada y, desde el punto de vista del lector, más segura. No es raro que las personas que han vivido un trauma verdaderamente masivo (como la tortura) describan inicialmente la experiencia en tercera persona. Solo cuando comiencen a sentirse más cómodos hablando de ello empezarán a hablar en primera persona.

En uno de los estudios más importantes sore el tema, el cambio de perspectiva a la hora de escribir se asoció con un mayor uso de la capacidad y el procesamiento cognitivos general (Seih, Chung y Pennebaker, 2011). El cambio de perspectiva resulta en un mayor mecanismo cognitivo en el uso de palabras, lo que sugiere que el cambio de perspectiva incita a un mayor procesamiento cognitivo, en personas que buscan reconocer emociones tanto positivas como negativas asociadas a experiencias negativas (Seih, Chung y Pennebaker, 2011). Y ¿qué es el procesamiento cognitivo? Pues se refiere a las operaciones mentales que realiza el cerebro para procesar la información. Mediante estas operaciones, el cerebro procesa (valga la redundancia) la información que recibe, la almacena y la analiza para tomar las decisiones que procedan. Es decir, que el hecho de cambiar a tercera persona te obliga a reflexionar más sobre lo que pasó, puesto que tienes que verlo desde una nueva perspectiva, con distancia.

Contrariamente a lo que se esperaba, el hecho de que les pidieran a los participantes que volvieran a escribir sobre el mismo tema, pero en tercera persona, no se asoció en ningún momento a tedio o desinterés. Pennebaker confirmó algo ya sabido: que una perspectiva en primera persona es más provocadora emocionalmente, mientras que una perspectiva en tercera persona, al ser más neutra, redunda en mayor tranquilidad y bienestar a la hora de revisitar memorias del pasado (Kuyken y Moulds, 2009; McIsaac y Eich, 2004; Williams y Moulds, 2007 y 2008). Además, escribir en una perspectiva en primera persona también resulta en un mayor uso de palabras que desde una perspectiva de tercera persona. Cuando escribimos en primera persona, tendemos a escribir más. En tercera persona nos ceñimos a los datos.

Por ejemplo, ¿te acuerdas de Silvia, la chica que sufría crisis de ansiedad cuando dejaba a su hijo con su padre? Pues bien, esta es la historia que escribió, en tercera persona:

"Javier conoció a Silvia en un bar al que Silvia había ido con sus amigas. Al principio todo iba muy bien, pero desde la primera cita él usó la triangulación, porque no hacía más que hablar de su exnovia. Llegó incluso a enseñarle su foto a Silvia. Eso hizo que Silvia se sintiera muy celosa, con miedo de perderlo y con la impresión de que tenía que estar a la altura de la ex. Silvia también sentía mucha pena por Javier y creía que tenía que ayudarlo.

Al principio Silvia creía que había encontrado a su media naranja, porque compartían aficiones como el senderismo, el flamenco y el amor por el teatro. En realidad, Javier había hecho una estrategia de almagemelización o clonación, porque ahora Silvia sabe que Javier no tenía esos intereses antes de conocerla. Silvia creía que Javier estaba enamorado de ella porque le escribía a todas horas, pero ahora entiende que se trataba de una estrategia de control.

Cuando Silvia fue completamente dependiente de Javier, empezaron los problemas. Cuando Javier se enfadaba dejaba de hablarle durante horas, o desaparecía días enteros. Su rabia era fría, controlada. Siempre le recriminaba cosas que según él Silvia había dicho o hecho, y que ella no recordaba. Era muy celoso. Mucho. Silvia estaba siempre triste, y sufría tanta ansiedad que se volcaba en la comida. Él le decía que estaba gorda, que tenía que adelgazar, pero luego le regalaba bombones de chocolate.

Una amiga de Silvia le dijo que Javier le era infiel. Ella no se lo quiso creer y pensó que su amiga era una envidiosa.

Pero Javier llegaba siempre tarde del trabajo, olía diferente, se duchaba en cuanto llegaba a casa... Un día le dijo a Silvia que había quedado a cenar con su amigo Luis. En su perfil de Facebook, Luis había colgado unas fotos con su mujer... en París. Cuando Silvia preguntaba a Javier, le decía que estaba loca, que era una celosa, una controladora, una paranoica. Tiempo después, un día el ordenador de sobremesa que los dos usaban se estropeó y Silvia lo llevó a arreglar. El técnico dijo que había que resetear el disco duro y que le iba a hacer una copia de seguridad del contenido. Silvia se llevó a casa la copia de seguridad. En el trabajo, pidió ayuda a un compañero informático para pasar la copia de seguridad a otro ordenador, ella no sabía hacerlo. El informático descubrió que había una carpeta oculta. Cuando la abrieron, aparecieron copias de chats. Javier había estado chateando con otras mujeres casi desde el principio de su relación, había quedado con ellas y había ido guardando chats y fotos de ellas, algunas muy comprometedoras. Javier había mantenido una doble vida durante todo el tiempo que duró su relación. Ella se liberó de esa relación y de esta historia, reconstruyó su vida, dejó todo aquello atrás y fue muy feliz desde entonces. La historia le sirvió para aprender lo fuerte que era".

Y ¿te acuerdas de Joana, la chica de diecisiete años que quería buscar un trabajo y conseguir el acceso en una escuela de música? Esto es lo que escribió:

"Joana vivía con su padre, su madre y su hermana. Todo iba más o menos bien, o parecía que iba bien, hasta que Joana cumplió catorce años. Su hermana, Elena, tenía entonces dieciséis. Un día sus padres las llevaron a cenar a ella y a su hermana, y les dijeron que se iban a divorciar. Su madre se iba a vivir con otro hombre. Ellas se quedarían a vivir con su padre.

Joana pensó que eso era lo normal, porque ella no quería vivir con un señor al que no conocía y que, según ella lo veía entonces, había destrozado el matrimonio de sus padres.

Pero la convivencia con su padre no era fácil. El padre no hacía más que criticar a la madre y decir que era una pxta, y luego se hacía la víctima y decía "La pxta de tu madre me ha jodido la vida".

> Cuando Joana y Elena iba a pasar el fin de semana con su madre, a la vuelta su padre les dejaba de hablar, y podía no hablarles durante semanas. También les gritaba, o las insultaba.
>
> Elena se hartó y se fue a vivir con la madre. Joana pensó en hacer lo mismo, pero se sentía muy culpable por dejar a su padre solo. Joana se sentía cada vez peor. Dejó de comer porque no le entraba la comida en el estómago. Suspendió todas las asignaturas porque no conseguía concentrarse. Los suspensos llevaron a más broncas con su padre.
>
> En las broncas, su padre se ponía rojo de rabia, gritaba mucho. Insultaba. Llamaba a Joana inútil, tonta, descerebrada, vaga. Su madre se dio cuenta de lo que pasaba y llevó a Joana al psicólogo. Allí, Joana comprendió que, por mucho que quisiera a su padre, no podía salvarlo. También se dio cuenta de que su padre no tenía derecho a insultarla. De que ella, Joana, tenía derecho a que la respetaran. Y a poner límites. Y se dio cuenta de que ella, Joana, tenía derecho a vivir su vida. A ser feliz.
>
> Su madre entendió que Joana no quería vivir en su casa, con ella y con el novio. Lo entendió y se ofreció a ayudarla. Hoy Joana está muy ilusionada porque tiene un plan de vida y se propone cumplirlo. Y porque quiere estudiar música, que es la pasión de su vida".

Así que te propongo dos ejercicios.

> Piensa en un conflicto o en cualquier acontecimiento estresante con el que hayas estado lidiando últimamente. No pienses en algo dolorosamente traumático; más bien, elige algo que calificarías como una mera molestia (un malentendido con una amiga, o algo que no salió como querías en el trabajo). Escribe dos veces sobre ello. Primero, describe lo que te pasó, y luego describe la peor característica de lo que te pasó.

Tómate un descanso de al menos unos minutos entre los dos ejercicios de escritura.

Por ejemplo:

> "Esta semana teníamos que desmontar una exposición en la galería en la que trabajo. El desmontaje siempre es muy estresante, porque el riego de dañar la obra es muy alto. Excepto en casos en los que el artista no viva en Madrid, nosotros siempre esperamos a que llegue a la galería para empezar el desmontaje. En ese caso, habíamos previsto que el desmontaje tendría lugar un lunes (el día en el que la galería está cerrada) de diez a de la mañana a dos del mediodía. Habíamos contratado a dos operarios. Pues, de diez a doce de la mañana, el artista no se presentó y no respondió al teléfono. Los operarios estuvieron mano sobre mano. Al final el artista llegó borracho, ni siquiera pidió disculpas y, por encima, me hacía insinuaciones sexuales. Acabé muy enfadada.
>
> Lo que más me molestó de todo fue la falta de respeto, el ego y la soberbia. Como si por ser artista y exponer en una galería pudiera tratarme a mí como si fuera el último mono. Y, sobre todo, la frustración de no poder responderle como se merecía porque podía perder mi puesto de trabajo. Odio los abusos de poder".

Después, hazlo en tercera persona:

> "En la galería se había programado un desmontaje de obra. El desmontaje siempre es muy estresante, porque el riesgo de dañar la obra es muy alto. Excepto en casos en los que el artista no viva en Madrid, es política de la galería esperar siempre a que llegue a la galería para iniciar el desmontaje. La galería había previsto que el desmontaje tendría lugar un lunes (el día en que la galería está cerrada) de diez de la mañana a dos del mediodía.

> La directora de la galería había contratado a dos operarios. El artista no se presentó a su hora. Tampoco había forma de localizarle. Apareció borracho a las doce y le hizo insinuaciones a la becaria, que se sintió ofendida y menospreciada. También frustrada, porque no podía responder al artista como se merecía porque tenía miedo de perder el trabajo".

Como puedes observar, en la primera parte dice "habíamos contratado a dos operarios" y en la segunda, al ser todo menos personal, la que los contrata es la directora. La becaria se distancia del tema y, por lo tanto, al no tomarlo de manera tan personal, ya no habla en lenguaje corporativo, como si la galería fuera también suya. También puedes advertir cómo, en el segundo caso, el tono emocional se rebaja.

Después, si quieres, puedes intentar hacer lo que hicieron Joana y Silvia. Es importante que escribas la historia con final feliz, incluso si en la vida real ese final aún no ha llegado. Imagina el final feliz que quieres para tu historia y escríbelo.

HAZ UN CONJURO DE MAGIA

Si creemos que determinadas entidades pueden ejercer una influencia oculta entre sí, la magia es un método para actuar en el mundo mediante pura fuerza de voluntad. La noción de que el universo está preñado de conexiones sutiles está respaldada, sobre todo, por el estudio de las matemáticas y de la física, y a veces puede parecer que a las matemáticas y a la física las separa de la magia apenas un tabique de obra.

La magia a menudo se considera un don, de modo que se cree que algunas personas lo poseen y otras no, Al igual que la locura, en esas creencias la magia suele ser hereditaria (Burton, 2021). En la creencia popular, el mago o la bruja son mediadores de energías.

La magia baja implica extraer energías de la tierra, de la luna, de plantas y minerales, etc., y es más competencia de la gente común. La alta magia implica extraer energías crudas y sin procesar del sol y el cielo, lo que requiere un ritual complejo, y es más competencia de una élite educada o entrenada.

En el Reino Unido, el antidepresivo Fluoxetina se receta con tanta frecuencia que se han detectado trazas en el suministro de agua. Pero cada vez hay más pruebas de que los antidepresivos recetados con mayor frecuencia son poco más efectivos que las pastillas falsas que, a diferencia de los antidepresivos, no tienen efectos adversos ni costos (Burton, 2021). Lo que nos haría sospechar que, en la medida en que los antidepresivos funcionan, lo hacen por arte de magia y, sin duda, serían más efectivos si estuvieran acompañados de algún tipo de encantamiento.

Hablemos de efecto placebo. En muchas ocasiones las madres les dan a sus hijos un jarabe rosa (se llama Dalsy) que aparentemente sirve para todo. Cuando mi hija era pequeña, le di Dalsy en varias ocasiones para resfriados o dolores de cabeza. El jarabe sabía a fresa. Como con el tiempo me dio miedo darle medicamentos a una niña, le daba batido de fresa y le decía que así le dejaría de doler la cabeza. Y, por supuesto, funcionaba. ¿Era magia? No, era efecto placebo.

Las medicinas que se consideran más potentes son aquellas que tienen un efecto placebo más fuerte. Las percepciones de su potencia están influenciadas por factores como el tamaño, la forma, el color, la vía de administración y la disponibilidad general del remedio. Se puede esperar que una inyección de colores brillantes administrada por un profesor de medicina de sienes plateadas, cuya consulta te ha salido por un ojo de la cara y parte del otro, tenga un efecto placebo mucho más fuerte y, por lo tanto, un efecto general mucho más poderoso que la simple tableta de venta libre recomendada por tu vecina. Esto resalta la importancia del contexto psicológico, social y cultural en el que se administra un tratamiento o intervención y, más particularmente, la importancia del acto o ritual terapéutico. Si el practicante, el paciente y su sociedad creen en la magia, entonces la magia es real por la fuerza misma de esa creencia compartida.

No es de extrañar que el mago, el sacerdote y el sanador fueran en otras épocas la misma persona y, en muchas sociedades, todavía lo sean. Al igual que la religión, la magia puede representar una respuesta a la ansiedad, a la angustia y a un sentimiento de insuficiencia o impotencia, especialmente ante un desastre natural. Y al igual que la religión, puede representar un camino espiritual, parecido quizás a un arte marcial, que también implica concentrar la mente, canalizar impulsos instintivos y aprovechar las fuerzas.

Pero más allá de todo eso, la magia, funcione o no, es una proyección externa de la psique humana, un reflejo de nuestra verdad interna o psicológica. Y es por esa razón por la que la magia ocupa un lugar tan destacado en la ficción. Los cuentos de hadas a menudo comienzan con una formulación como: "Érase una vez en el país de los sueños", y la magia es ese país de los sueños. Al igual que los sueños, la magia utiliza símbolos condensados y, al igual que los sueños, es una especie de cumplimiento de deseos.

Del mismo modo, la magia podría compararse con estados mentales como la psicosis y la neurosis, que, como los sueños, también pueden implicar símbolos condensados y la realización de deseos. Sigmund Freud vinculó los rituales y hechizos mágicos con procesos de pensamiento neuróticos y obsesivos (1913), y podría decirse que existen algunos paralelos con los actos compulsivos, que son una respuesta a pensamientos o reglas obsesivos que deben aplicarse rígidamente.

En el *Fedro* de Platón, Sócrates dice que esta locura divinamente inspirada tiene cuatro formas: misticismo, inspiración, poesía y amor. El amor, según Sócrates, no es un dios, como piensa la mayoría de la gente, sino un gran espíritu (*daimon*) que intermedia entre los dioses y los hombres.

De manera similar, en *El hechicero y su magia* (1963), el antropólogo Claude Lévi-Strauss sostiene que la magia es un mediador entre los procesos de pensamiento normales (sentido común, razón, ciencia...) y el pensamiento patológico, aquel que creemos que no se rige por el sentido común. Pero... desde cualquier perspectiva no científica (y aquí no podemos excluir a ninguna sociedad), los procesos de pensamiento patológicos y normales son complementarios en lugar de opuestos. En un universo que nos esforzamos por comprender, pero cuya dinámica no podemos controlar completamente, el pensamiento normal busca continuamente el significado de cosas que se niegan a revelar su significado. El llamado pensamiento patológico, por otro lado, rebosa de interpretaciones y matices emocionales, para complementar una interpretación de la realidad que de otro modo no alcanzaríamos a entender del todo... Podríamos tomar un prestamos de la lingüística y decir que el llamado "pensamiento normal" (sea lo que sea eso de normal) siempre sufre de un déficit de significado, mientras que el llamado "pensamiento patológico" (al menos en algunas de sus manifestaciones) dispone de una plétora de significados. La magia establece un equilibrio entre estas dos situaciones complementarias.

Algunos de mis lectores habituales se estarán preguntando por qué dedico un ejercicio a un tema tan aparentemente frívolo como la magia. Pero ahora sabemos que la magia significa mucho más de lo que parece a primera vista. Más allá de sus vínculos con la locura y la curación, es un espejo de la mente e incluso, como el amor o la belleza, la ciencia y la religión, un modo de pertenecer al mundo.

Vamos a hablar de un antropólogo que le dedicó un libro entero al tema. Un libro de referencia que se llama *La rama dorada*, de James George Frazer.

Frazer divide las prácticas mágicas en empáticas y contaminantes. Las primeras intentan que «lo semejante produzca lo semejante» (en términos estructuralistas: metafóricas). Las segundas (o de contagio), siguen el principio de que las cosas que alguna vez estuvieron juntas (en términos estructuralistas: metonímicas), al separarse tienen tal relación mágica que lo que se le haga a una lo sufrirá la otra.

Por ejemplo:

Magia empática: Si yo quiero obtener amor, me dan un perfume de rosas y canela. Porque lo semejante produce lo semejante. Ergo, la rosa, que es la flor del amor, atraerá al amor, y como la canela se asocia a la sensualidad, atraerá al sexo.

Magia contaminante: Yo me llevo un cabello de alguien a quien amo. Lo he separado, el cabello, de esa persona. Después coloco el cabello en un muñeco de vudú y hago un hechizo para atraer a esa persona hacia mí.

Ambas esferas de la magia se comprenden bajo el nombre general de magia simpatética (en el original inglés *simpathetic*, que textualmente se traduciría como "simpática"). La magia parte de la premisa de que las cosas interactúan a distancia mediante una relación secreta, una simpatía mutua.

La teoría de la acción simbólica entiende la magia como un curso de acción que se toma cuando existe una necesidad emocional (psicológica) de acción, pero no existe ninguna opción práctica para llevar a cabo esa acción El etnólogo Robert Marett propone un ejemplo de una acción mágica: un hombre, traicionado por su amante, reúne fotografías de ella y las quema. No puede matarla, de forma que quema su imagen (Marett, 1914). Esta interpretación representa un análogo moderno del muñeco vudú. Como describe Marett, si la situación emocional resulta lo suficientemente común, la respuesta se convierte en una norma socialmente codificada que los extraños entienden como magia y que Marett denomina "magia desarrollada".

Claude Lévi-Strauss (1972) y Ariel Glucklich (1997) amplían la teoría simbólica, postulando que la magia puede servir como una forma de psicoterapia y que logra resultados reales mediante lo que equivale al efecto placebo. Los efectos de tal magia se harían reales a través de su efecto en la persona individual.

Los principales pensadores de esta categoría, incluido el antropólogo Stanley J. Tambiah (1990), creen que la magia debe ser expresiva, más que instrumental. A diferencia del pensamiento directo y mimético de Frazer (1935), Tambiah afirma que la magia utiliza analogías abstractas para expresar un estado deseado, en la línea de la metonimia o la metáfora. Es decir, más que quemar la foto de la novia, por ejemplo, se puede usar azufre para eliminar el amor tóxico.

Una cuestión importante que plantea esta interpretación es cómo los meros símbolos podrían ejercer efectos materiales. Una posible respuesta reside en el concepto de performatividad del filósofo John L. Austin. Esa idea postula que el acto de decir algo lo convierte en verdad, como en un rito inaugural o matrimonial. El concepto de lenguaje performativo lo describió por primera vez Austin en 1962, cuando postuló que había una diferencia entre el lenguaje constatativo, que *describe* el mundo y puede evaluarse como verdadero o falso, y el lenguaje performativo, que *hace algo* en el mundo. Por lo tanto, si yo digo "Mi novia me ama", eso se puede interpretar como verdadero o falso. Pero si un cura proclama "Yo os declaro marido y mujer", ya no es que sea verdadero o falso, sino que la declaración del cura es performativa: consigue un cambio. Por lo tanto, la magia sería performativa. Si uno cree en la magia, cree que le basta con decir: "A partir de hoy atraigo abundancia hacía mí, así sea" para que la declaración empiece a funcionar.

Otras teorías proponen que la magia es efectiva porque los símbolos pueden afectar los estados psicofísicos internos. Afirman que el acto de expresar una determinada ansiedad o deseo puede ser reparador en sí mismo (Glucklich, 1997).

En conclusión, ¿funcionan los hechizos de magia? Sí, porque aplican el efecto placebo, así como técnicas de anclaje y de autoprogramación. En algunos casos puede que la magia funcione de verdad. Podría ser. No todo en el mundo se explica desde la ciencia.

En cualquier caso, aquí, en este momento, vamos a dejar de lado la explicación mágica. No vamos a usar un ritual que trate de conseguir ayuda de los espíritus o las fuerzas sobrenaturales para lograr cosas extraordinarias. La fuerza que vamos a utilizar es la tuya, tu propia energía, para lograr resultados fáciles y que están al alcance de tu mano.

El ejercicio de hoy:

> Tienes que situarte en una terraza, un campo o cualquier sitio desde donde esta noche puedas ver la luna y las estrellas.
>
> Y empieza a pensar en cosas que quieres que cambien en tu vida.
>
> Piensa que cada cambio se produce si dejas soltar algo.
>
> Por ejemplo, si quieres encontrar el amor, tienes que dejar la fijación a tu antiguo amor o la obsesión por tu antiguo amor.

Si quieres encontrar un trabajo nuevo, tendrás que abandonar el trabajo que tienes.

Si quieres encontrar una nueva casa, tendrás que abandonar la casa que tienes.

Y si quieres encontrar la felicidad, tendrás que librarte de tus creencias limitantes, tus hábitos, tus obsesiones, tus miedos, tus sesgos.

Es muy fácil: haz dos columnas. En una escribe algo que deseas y en la otra escribe algo de lo que tendrás que librarte para conseguirlo.

Es muy importante que los deseos que pides nunca sean concretos.

Por ejemplo, mi prima estaba buscando una casa en Bermeo. Habíamos visto una casa maravillosa, un piso en el casco antiguo que solo costaba 60.000 euros y que era verdaderamente espectacular, con una luz preciosa. Mi prima se empeñó en que quería ese piso y yo le expliqué que tenía que pedir un piso que le gustara, pero no exactamente aquel. Que no se centrara en aquel piso, sino que pidiera un piso.

Mi prima hizo un conjuro de magia y apareció otro piso mejor. Y después descubrimos que el piso que le estaban ofreciendo, con todo lo bonito que era, tenía un problema de una derrama brutal, porque tenían que cambiar la fachada.

Pongamos otro ejemplo: Si te obsesionas con pedir a José Luis del Alto Monte o a Martita del Río Moreno, es posible que José Luis del Alto Monte tenga a una exnovia psicopática o que Martita del Rio Moreno tenga una familia insoportable con la que tendrías que lidiar.

Si quieres pedir amor, siempre es mejor usar esta fórmula:

“Concédeme el amor que me merezco

Libre, feliz correspondido y fructífero”.

Puedes pedir lo que quieras, pero lo más importante es al final de todo pidas felicidad, y que digas que quieres que desaparezcan todas tus barreras mentales, las que te pones a ti mismo o misma.

Quieres que desaparezcan:

Tus creencias limitantes. La forma que tienes de ver las cosas en blanco y negro y no ver matices de gris. La manía que tienes de rumiar y catastrofizar e imaginar unos escenarios horribles en los que todo te va a salir mal. El problema de dejarte llevar por lo que piensan los demás y creer que lo que ellos piensan es más importante de lo que piensas tú. La obsesión de creer que el mundo es justo y enfadarte muchísimo cuando las cosas salen de forma injusta, en lugar de aceptar que el mundo es injusto pero que puedes intentar otros caminos. Tus sesgos pesimistas o tu tendencia a exagerar los malos resultados en la vida y de no ver lo positivo. La retrospección idílica o la predisposición a ver el pasado de forma muy favorable y preciosa y a ver en cambio el futuro triste como un entierro en un día lluvioso, algo que suele suceder tras las relaciones tóxicas en las que olvidas la catástrofe de relación que era y solo recuerdas los momentos bonitos del principio.

Dile a la luna que se lleve todo eso.

Más que decir "Quiero que se lleve mi depresión y baja autoestima", di "Quiero que desaparezca... (inserta el sesgo cognitivo que se te ocurra) y quiero que venga... (añade una cualidad positiva que se te ocurra)".

Por ejemplo:

"Quiero que se lleve mi tendencia a ver las cosas en blanco y negro y quiero que me traiga la capacidad de ver todos los matices de gris y todas las posibles soluciones a una situación".

"Quiero que se lleve mis frustraciones y mi rabia cuando compruebo que el mundo no es justo y que las cosas no salen como deberían salir y que me traiga un optimismo radiante y confianza en mis propias posibilidades".

"Quiero que se lleve mi tendencia a creer en lo que dicen los demás y que me traiga una gran confianza en lo que creo yo".

"Quiero que se lleve el miedo que tengo en el futuro y que me traiga una inmensa fe en mi futuro y un optimismo brillante".

Obviamente, puedes escribir lo que te dé la gana.

Pero escribe la lista, quema una vela o incienso y no quemes la lista, guárdala, que la vas a necesitar.

En su lugar puedes quemar cualquier cosas que represente aquello de lo que te quieres librar (la foto de tu ex, por ejemplo).

Una amiga mía que había sido acosada en el colegio quemó su libro de matemáticas (lo hizo en una terraza amplia y con un cubo de agua a mano, por si acaso). O quema simplemente un papel con las palabras que representen aquello de lo que te quieres librar.

Pero, repito otra vez, guarda la lista porque la vas a necesitar.

TU HADA MADRINA

¿Crees en los Reyes Magos? ¿En las hadas madrinas? ¿En Papá Noel? ¿En milagros? Probablemente no. La mayoría de los adultos no lo hacen.

Pero hay una entidad mágica que puede conceder más deseos que todos estos personajes juntos, una entidad que realmente existe, que tiene vida más allá de leyendas y cuentos.

Eres tú.

Tú tienes el poder y las capacidades para hacer que sucedan cosas mucho más interesantes que cualquier deseo que Santa Claus o el Hada Madrina puedan concederte. Así que ¿por qué invertir tanto tiempo y esfuerzo en creer en alguien o algo fuera de ti, cuando la verdadera magia está en ti? Después de todo, tú te conoces mejor que nadie, ¿no?

El caso es que puedes hacerte regalos que nadie más en el mundo te puede dar y concederte deseos que nadie más podría satisfacer. Me refiero a los dones no materiales, los verdaderamente mágicos, los que contribuyen a una vida extraordinaria. Alta autoestima, autoconfianza, tranquilidad y la capacidad de crecer y desarrollarse como persona y mantener un equilibrio espiritual y físico.

Conviértete en tu propia hada madrina; después de todo, eso es lo que eres. Esa es la metáfora oculta de todas las historias de hadas madrinas de tu infancia: la magia reside dentro de todos y cada uno de nosotros. Cualquiera que sea el rasgo personal sobre el que te gustaría trabajar, ya sea mejorar tu autoconfianza, adquirir una actitud positiva, comunicarte mejor, superar cualquier miedo personal... Todo te lo puedes conceder a tu misma. ¿Por qué?

Porque posees autoeficacia

La autoeficacia se refiere a la creencia de un individuo en su capacidad para ejecutar las conductas necesarias que le llevarán a conseguir logros de desempeño específicos (Bandura, 1977, 1986, 1997). Esto es, la fe que cada uno tiene en su propia capacidad para organizar y ejecutar los cursos de acción necesarios para gestionar situaciones futuras.

La autoeficacia refleja la confianza en la capacidad de ejercer control sobre la propia motivación, comportamiento y entorno social. Estas autoevaluaciones cognitivas influyen en todo tipo de experiencias humanas, incluidas las metas por las que nos esforzamos, la cantidad de energía gastada para lograrlas y la probabilidad de alcanzar niveles particulares de desempeño conductual. A diferencia de las construcciones psicológicas tradicionales, se supone que las creencias de autoeficacia varían dependiendo del dominio de cada habilidad y de las circunstancias personales (Bandura, 2012).

Desde que Bandura publicó en 1977 su artículo fundamental, "Autoeficacia: hacia una teoría unificadora del cambio de comportamiento", el tema se ha convertido en uno de los más estudiados en psicología.

¿Por qué la autoeficacia se ha convertido en un asunto tan importante? Porque, como han demostrado Bandura y otros investigadores, la autoeficacia puede afectar a todo nuestro sistema de equilibrio mental, desde los estados psicológicos hasta el comportamiento y la motivación (Bandura, 1977). La autoeficacia determina qué objetivos perseguimos, cómo los logramos y cómo reflexionamos sobre la manera en la que los hemos logrado.

Nuestra creencia en nuestra propia capacidad para tener éxito (nuestra percepción de autoeficacia) influye en cómo pensamos, cómo actuamos y cómo nos sentimos acerca de nuestro lugar en el mundo. A veces se confunde la autoeficacia con la autoestima, pero existen distinciones importantes entre ambas.

¿Cuál es la diferencia entre autoeficacia y autoestima? La autoeficacia se refiere a cómo se siente una persona acerca de su capacidad para tener éxito en diferentes situaciones, mientras que la autoestima se refiere al respeto por su propio valor.

¿Es lo mismo autoeficacia que confianza en uno mismo? Si bien los dos términos están relacionados, existen algunas diferencias importantes. La confianza en uno mismo es más general y se refiere a la creencia general de una persona en sí misma, en todos los contextos. La autoeficacia, por otra parte, es más específica y dependiente del contexto. Una persona puede tener una alta autoeficacia en un área (como el ámbito académico) y baja en otras áreas (como los deportes). De esto ya te hablé en otro capítulo ¿te acuerdas?

También te dije, y te lo repito ahora, que las investigaciones sugieren que la autoeficacia predice la autoestima. En otras palabras, las personas con alta autoeficacia también tienden a tener alta autoestima y viceversa (Hajloo, 2014).

¿CÓMO SE DESARROLLA LA AUTOEFICACIA?

Comenzamos a formar nuestro sentido de autoeficacia en la primera infancia, al afrontar diversas experiencias, tareas y situaciones. Sin embargo, el crecimiento de la autoeficacia no termina durante la juventud, sino que continúa evolucionando a lo largo de la vida a medida que adquirimos nuevas habilidades, experiencias y comprensión (Bandura, 1977). Bandura también afirma que se podría persuadir a las personas a creer que tienen las habilidades y capacidades necesarias para tener éxito. Intenta recordar un momento en el que alguien dijo algo positivo y alentador sobre ti, un halago, una frase de ánimo que te motivó para alcanzar una meta. Te ayudó, ¿verdad? Recibir aliento verbal de los demás nos ayuda a superar las dudas sobre nosotras mismas, para concentrarnos en las propias capacidades y en la tarea a acometer.

Nuestras propias respuestas y reacciones emocionales ante las situaciones también juegan un papel importante en la autoeficacia. Los estados de ánimo, los estados emocionales, las reacciones físicas y los niveles de estrés pueden afectar a cómo se siente una persona acerca de sus habilidades personales en una situación particular. Una persona que se pone extremadamente nerviosa antes de hablar en público puede desarrollar un débil sentido de autoeficacia en estas situaciones. Sin embargo, Bandura también señala que "lo importante no es la pura intensidad de las reacciones emocionales y físicas, sino cómo se perciben e interpretan" (Bandura, 1977).

Al aprender a minimizar el estrés y mejorar el estado de ánimo cuando se enfrentan a tareas difíciles o desafiantes, las personas pueden mejorar su sentido de autoeficacia.

Los conjuros de magia funcionan porque te programan para creer que puedes conseguir algo. Es decir, porque mejoran tu sentido de autoeficacia.

Si alguien hace el conjuro de ayer y escribe que quiere una casa, probablemente empiece a buscar casas en Idealista y a hacer visitas a apartamentos o pisos. Y, finalmente, acabará por encontrar la casa.

Si alguien cree firmemente que va a encontrar pareja porque se lo ha pedido a la Luna con un conjuro, es más que probable que salga más a menudo, que se maquille y se vista mejor. Y que, cuando salga con su pandilla, esté mucho más receptiva a responder al chico o chica que le hace ojitos desde la barra que si no estuviera convencida de que esa semana va a encontrar pareja. Si no lo estuviera, quizá no le pareciera tan interesante, ni tampoco creería que es posible que ese chico o chica sea un buen candidato para una relación.

> Así que tienes que echarles un vistazo todos los deseos que has puesto en la lista (¡los que pusiste en la lista ayer, esa lista que te dije que no quemaras!) y pensar en cómo los puedes hacer realidad.
>
> Si has pedido encontrarte mejor con tu cuerpo, probablemente tengas que sentarte y pensar en qué tipo de ejercicio te interesa hacer, o cómo puedes cambiar tu alimentación.

Si has pedido cambiar de casa, obviamente tienes que empezar a ponerte alertas en Idealista.

Si has pedido un trabajo, no puedes esperar que caiga del cielo. Por poner un ejemplo: Tengo una amiga que llevaba años diciendo que quería cambiar de trabajo, porque su trabajo estaba a una hora de camino desde su casa y le suponía cada día una hora de ida y otra de vuelta. Por las noches se encontraba agotada. Exhausta. Hizo un conjuro y, mágicamente, encontró un puesto nuevo. ¿Mágicamente? No, en realidad se autoprogramó para encontrarlo y empezó a mirar todos los días un portal de ofertas de empleo, convencida de que, como había hecho el conjuro, en dicho portal de internet estaría la oferta de su vida.

Lo más difícil es cuando pides "Quiero que mi ex desaparezca de mi vida". En algunos casos no puede desaparecer porque es el padre de tus hijos, pero sí que puedes iniciar el contacto cero. Y que cualquier tema referido a tus hijos pase por un abogado. ¿Eso es caro? No tanto. Hay abogados que a cambio de muy poco dinero se ofrecen a hacer este servicio. Esto solo se recomienda en casos extremos.

¿Qué es lo que se suele pedir?

- Adelgazar.

  Cambia el deseo a "Encontrarme mejor con mi propio cuerpo". Y siéntate a decidir qué rutinas de ejercicios o de alimentación puedes cambiar en tu vida. Eso sí, desde la autoaceptación. Hay personas que nunca seremos sílfides, como yo. Y lo mejor es aceptarlo. Podemos programar una rutina de ejercicios para estar más sanas, o llevar una alimentación sana, pero tampoco nos vamos a obsesionar con convertirnos en Kate Moss.

- Que el ex desaparezca de tu vida.

  Contacto cero. Bloquearle en el teléfono y en redes sociales. Y, si es el padre o la madre de tus hijos, poner de por medio un abogado (solo en casos extremos, por supuesto).

- Encontrar un trabajo o una casa.

  Engancharte a InfoJobs, a Idealista, o a cualquier otro portal de ese tipo.

- Librarme de mis creencias limitantes, de mis miedos tóxicos y de mis sesgos cognitivos.

  Sustituirlos por otro paquete de creencias.

Al lado de cada deseo que pusiste en la lista, escribe formas de hacerlo posible. Escribe incluso las que a priori sean más disparatadas. A veces te parece que son imposibles o delirantes, pero luego te das cuenta de que no lo son. Recuerda que yo me saqué el carnet de conducir con cuarenta y seis años y empecé la carrera de psicología a los cincuenta y uno y la acabé a los cincuenta y cinco. Parecía disparatado e imposible ("Eres muy mayor, no sabes diferenciar la derecha de la izquierda, nadie aprueba una carrera después de los cincuenta..."). No lo era.

CAMBIAR LA VOZ AUTOCRÍTICA POR LA VOZ COMPASIVA

El crítico interior, o "voz interior crítica", es un concepto utilizado en psicología y psicoterapia popular para referirse a una subpersonalidad que juzga y degrada a una persona (Stinckens *et al.*, 2002). El crítico interno generalmente se experimenta como una voz interna que ataca a una persona, diciendo que es mala, equivocada, inadecuada, inútil, culpable, etc.

El crítico interno es común en muchas más personas de las que creeríamos a priori y a menudo produce sentimientos de vergüenza, inutilidad, carencia, baja autoestima y depresión. También puede causar dudas y socavar la confianza en uno mismo (Gilbert, 2020).

Neville Symington, en 1993, sugirió que una voz interna tan severamente crítica es especialmente notable en el narcisismo. Es decir, los narcisistas son tan hipersusceptibles a la crítica externa porque su propio crítico interno es tan duro que tienen que defenderse como gatos panza arriba de cualquier amenaza a su ego, para poder sobrevivir psíquicamente.

El concepto de "voz" no se limita a los procesos cognitivos, sino que generalmente se asocia con diversos grados de ira y tristeza.

El término "voz" se utiliza para describir una forma de comunicación intrapsíquica (es decir, que tiene lugar dentro de nuestra mente) que representa una división dentro del individuo entre unas fuerzas que afirman la vida y otras que son antagónicas al yo.

La voz interior crítica es un patrón bien integrado de pensamientos destructivos hacia nosotros mismos y los demás. Las "voces" o pensamientos molestos que componen este diálogo internalizado están en la raíz de gran parte de nuestro comportamiento autodestructivo y desadaptativo.

La voz interior crítica no es una alucinación auditiva; se experimenta como pensamientos dentro de tu cabeza. Como un diálogo interno particularmente agresivo y autodenigratorio. Esta corriente de pensamientos destructivos forma un anti-yo que desalienta a los individuos a actuar en su propio interés.

"Escuchar" la voz, es decir, creer en sus prescripciones y en sus prohibiciones, conduce a comportamientos autolimitantes y autoboicoteadores.

FREUD Y JUNG

El término "voz crítica" trata de un concepto similar en muchos aspectos al superego freudiano, que actúa como censor inhibidor (Elliott, 1999), o a la imaginación activa jungiana (Jung, 1916).

Como acabo de decir, la voz crítica interior es aproximadamente un sinónimo del superyó freudiano (Freud, 1923/1949a). Sin embargo, existen diferencias importantes.

Freud vio el superego como compuesto de dos partes: el ideal del yo, que establece estándares, y la conciencia, que castiga a la persona por no cumplir esos estándares (1914/1949b). El concepto de la voz crítica interna es similar, pero no idéntico: Los "deberes" son los estándares (ideal del ego), que son impuestos por el crítico interno (la conciencia punitiva, es decir: la que busca castigar).

Hablemos ahora de la Imaginación activa jungiana. Jung escribió que muchas personas saben muy bien que poseen una especie de crítico o juez interior que comenta inmediatamente todo lo que dicen o hacen. Para Jung, "los locos" escuchan esta voz directamente como alucinaciones auditivas, pero creía que los que él llama "las personas normales" también la escuchan, siempre y cuando su vida interior esté lo suficientemente desarrollada, y son capaces de reproducir sin dificultad esta voz inaudible, casi como si de verdad la hubieran escuchado hablar, aunque casi siempre la reprimen.

ALGUNOS EJEMPLOS DE VOCES INTERNAS CRÍTICAS COMUNES

Algunas voces comunes incluyen pensamientos como "Eres estúpido", "Eres un inútil", "Eres fea" "Estás gorda" o "No eres como otras personas".

Otras personas tienen voces sobre su carrera, como "Nunca tendrás éxito", "Nadie aprecia lo duro que trabajas" o "Estás bajo demasiada presión, no puedes manejar este estrés".

Muchas personas escuchan voces sobre su relación, como "En realidad no se preocupa por ti", "Estás mejor sola", "No te quiere", "Te va a dejar" o "Te va a hacer daño".

LOS SIETE TIPOS DE CRÍTICO INTERNO

Jay Earley y Bonnie Weiss, en una clasificación diseñada en 2010, han etiquetado siete tipos de críticos internos: el perfeccionista, el capataz, el controlador interno, el culpable, el destructor, el socavador y el moldeador.

El Perfeccionista

Este crítico intenta que hagas todo a la perfección porque no quiere que te juzguen ni te critiquen. Te ataca diciendo que los errores y las fallas son inaceptables, lo que dificulta terminar los proyectos, porque nunca son lo suficientemente buenos. El Perfeccionista suele decir: "Esfuérzate más", "No vas a dejarlo así, ¿verdad?", "Debes superarte".

El Capataz

Este crítico te presiona mucho para lograr las cosas. Quiere que trabajes duro y tengas éxito. Teme que seas mediocre o vago y que te consideren un fracaso. Suele decir: "Eres vago", "Ponte a trabajar ya, no trabajas lo suficiente", "No lograrás nada en la vida a menos que empieces a trabajar más duro".

El Conformista

Este crítico no permite la individualidad y quiere que encajes en un molde que ha creado la sociedad, la familia o la cultura en la que vives. Te ataca por no actuar de determinada manera e impide tu libre expresión. El Conformista suele decir: "¿Qué pensarán los demás?", "¡No hagas el ridículo!", "Calladita estás más guapa".

El Controlador

Este crítico intenta controlar los actos impulsivos y prevenir conductas placenteras, decadentes o adictivas que podrían no ser buenas para ti, como comer en exceso, beber o tener actividad sexual. Teme que pierdas el control. Sus intenciones son buenas, pero se pasa de exigente. Por ejemplo, no está bien que comas chocolate a todas horas, pero tampoco puedes vivir sin comer chocolate jamás. El Controlador suele decir: "¡No tienes fuerza de voluntad!", "Modérate", "Reprímete".

El Socavador

Este crítico se siente muy incómodo con el riesgo. Intenta socavar tu autoestima y quiere que te mantengas pequeño para evitar que fracases, que te hieran, que te juzguen o que te rechacen. El Socavador suele decir: "Ni lo intentes porque igual fracasarás", "¿Qué sentido tiene intentarlo?", "Es imposible que una persona como tú consiga eso".

El Culpable

Este crítico está estancado en el pasado. Es incapaz de perdonarte por los errores que has cometido o por las personas a las que has herido. Dice que quiere protegerte de repetir errores del pasado, asegurándose de que nunca los olvides ni te sientas libre. Pero lo cierto es que te está machacando la vida. El Culpable suele decir: "¡Nadie, nunca, te perdonará por lo que hiciste!", "¿Cómo pudiste haber hecho algo así?", "Debes sentirte mal por lo que hiciste".

El Destructor

Este crítico te deprime, lanza ataques generalizados contra tu autoestima y te avergüenza. Te hace sentir inherentemente imperfecta y sin derecho a una comprensión o respeto básicos. El Destructor suele decir: "Nunca debiste haber nacido", "No vales nada", "Las personas como tú nunca llegan a nada", "Nadie podrá quererte nunca".

Al leer esta lista, es posible que te hagas una idea de qué crítico interno hace más ruido dentro de tu cabeza. Quizá hay uno que destaca por encima de todos los demás. Quizás, como yo, experimentes más de uno, dependiendo de la situación.

¿CÓMO NOS AFECTA LA VOZ INTERIOR CRÍTICA?

La voz interior crítica es un enemigo interno que puede afectar todos los aspectos de nuestras vidas, incluida nuestra autoestima y confianza, nuestras relaciones personales e íntimas, y nuestro desempeño y logros, tanto academices como laborales. Estos pensamientos negativos nos afectan porque se dedican a destruir nuestros sentimientos positivos sobre nosotros mismos y sobre los demás, a fomentar la autocrítica, la introspección, la desconfianza, la sumisión y las adicciones y a boicotear las actividades dirigidas a objetivos.

¿DE DÓNDE VIENEN LAS VOCES INTERNAS CRÍTICAS?

Estas voces internas generalmente provienen de experiencias tempranas de la vida que se internalizan, que se introyectan (¿recuerdas que ya hemos hablado de eso?). A menudo, muchas de estas voces negativas provienen de nuestros padres o cuidadores primarios. De niños nos damos cuenta de las actitudes negativas que los padres tienen no solo hacia sus hijos, sino también hacia ellos mismos. Quiero decir que no solo puedes introyectar lo que tu madre diga sobre ti, sino también lo que dice sobre ella misma. Si ella dice que se queda en su relación desastrosa porque el amor debe ser entrega y sacrificio, es posible que de mayor tú la imites, y tampoco sepas salir de una relación tóxica. Nuestras voces también pueden provenir de interacciones con compañeros y hermanos, con maestros y con otros adultos influyentes.

ESTAR A FAVOR O EN CONTRA DE UNO MISMO

Todos nosotros estamos divididos dentro de nosotros mismos. Por un lado, todos poseemos un mínimo, por pequeño que sea, de autoestima, y hay cosas de nosotros que nos gustan mucho; y, por otro, sentimos que tenemos rasgos y comportamientos que no nos gustan o con los que no nos sentimos cómodos.

Todos avanzamos a partir de una tendencia natural a crecer y desarrollarnos, a perseguir nuestras metas personales y vocacionales, y todos deseamos encontrar relaciones que nos nutran y experiencias, ideas y creencias que den sentido a nuestra vida.

Todas estas cualidades conforman quiénes somos realmente, reflejan una parte indefensa de nuestra personalidad y una visión amigable y compasiva de nosotros mismos.

La parte positiva de nosotros consiste en nuestras características únicas: habilidades, atributos físicos y temperamento emocional, así como rasgos positivos que incorporamos naturalmente de nuestros padres. Esta parte positiva (nuestra voz compasiva) primero nace como resultado de las cualidades y comportamientos cariñosos de nuestros padres y otros adultos preocupados por nosotros, y del amor y cuidado que nos muestran. Y luego va creciendo a partir de lo que aprendemos, de lo que disfrutamos y de las experiencias que facilitan nuestro crecimiento personal.

¿EN QUÉ SE DIFERENCIA LA VOZ INTERIOR CRÍTICA DE LA CONCIENCIA?

Mucha gente piensa que, si dejan de escuchar su voz interior crítica, perderán el contacto con su conciencia. Sin embargo, la voz interior crítica no es una guía moral tan confiable como la conciencia, porque la voz interior crítica no es una conciencia ni una guía moral. Por el contrario, la voz interior crítica es degradante y castigadora y no nos aconseja bien, como lo haría la conciencia. Al revés, muchas veces nos lleva a tomar decisiones que nos pueden destruir. Estas voces negativas tienden a aumentar nuestros sentimientos de odio hacia nosotros mismos, sin motivarnos a cambiar cualidades indeseables o actuar de manera constructiva, como haría la conciencia.

Lo que más distingue la voz interior de la conciencia es su cualidad degradante y castigadora. Su tono vejatorio tiende a aumentar nuestros sentimientos de odio hacia nosotros mismos, en lugar de motivarnos a cambiar acciones indeseables de manera constructiva.

La voz interior crítica puede considerarse como el lenguaje del proceso defensivo. Se ha definido como un sistema integrado de pensamientos y actitudes, antitético hacia uno mismo y hostil hacia los demás, que está en el centro del comportamiento desadaptativo de un individuo.

RECAPITULEMOS

La voz interior crítica es la parte de nosotros que se vuelve contra nosotros mismos. Es el lado negativo y defensivo de nuestra personalidad, el que se opone a nuestro propio desarrollo continuo. Es un enemigo interno que ha ido engordando gracias a los pensamientos, creencias y actitudes negativas que se oponen a nuestros mejores intereses y disminuyen nuestra autoestima. No solo fomenta el comportamiento autodestructivo. También critica a los demás. Este consejero hostil y crítico nos advierte sobre otras personas, promoviendo actitudes cínicas, despectivas, temerosas o agresivas hacia los demás y creándonos una imagen negativa y pesimista del mundo. Y, así, limita nuestra capacidad de interpretar los acontecimientos de manera realista; desencadena estados de ánimo negativos y sabotea nuestra búsqueda de satisfacción y significado en la vida.

Y, como guinda del pastel, estos pensamientos destructivos internalizados nos producen una sensación de alienación, un sentimiento de estar alejados de nosotros mismos y distantes de aquellos a quienes amamos.

La voz interior crítica no es una alucinación auditiva; se experimenta como pensamientos dentro de tu cabeza. Si "escuchamos" su punto de vista destructivo y creemos lo que nos dice, no podremos desafiarlo y, en cambio, actuaremos en consecuencia.

Aunque la mayoría de nosotros somos conscientes de algunos aspectos de esta voz interior, muchos de nuestros pensamientos negativos existen en un nivel inconsciente. A veces, podemos reconocer lo que nos dice nuestra voz interior crítica, mientras que, en otras ocasiones, es posible que no tengamos claro nuestro pensamiento negativo y simplemente lo aceptemos como cierto. Que lo tomemos como una verdad axiomática y que no seamos conscientes del impacto destructivo que estos pensamientos tienen en nuestras emociones, acciones y la calidad general de nuestras vidas.

Por poner un ejemplo: María ha visto un anuncio en InfoJobs de un puesto de trabajo que a ella le encantaría cubrir, el de gestora cultural. Pero no se presenta porque cree que ella no tiene ni los contactos, ni la formación, ni la presencia necesaria para el puesto. Está actuando su voz crítica destructiva, pero lo triste es que María ni siquiera la identifica, y no se da cuenta de que lo que ella da por cierto no es real. María no se presenta, y ese puesto lo cubre otra mujer que no es ni la mitad de competente que ella.

¿CÓMO PUEDO VENCER A MI VOZ INTERIOR CRÍTICA?

Para adquirir poder sobre este proceso de pensamiento destructivo, primero debes tomar conciencia de lo que te dice tu voz interior, para evitar que arruine tu vida. Para identificar esto, es útil prestar atención a cuando de repente te pones de mal humor o te enfadas. Porque, a menudo, estos cambios negativos en las emociones son el resultado de una voz interior crítica. Una vez que identifiques el proceso de pensamiento y tomes conciencia de las acciones negativas que promueve, podrás hacerte con el control de tu voz interior si decides comprometerte a no escucharla.

Todos somos conscientes de esos pensamientos y dudas persistentes que nos atacan desde dentro. Sin embargo, la mayoría de nosotros no nos damos cuenta de que estas autocríticas burlonas y despectivas son solo la punta de un iceberg, los fragmentos más obvios de un enemigo más grande y bien escondido dentro de cada uno de nosotros. Un adversario que influye en nuestras acciones, que interfiere con la consecución de nuestras metas personales y profesionales y que, en general, nos j*de la vida.

Desafortunadamente, no existe un interruptor que apague por completo los pensamientos negativos, pero a veces la clave para recuperar el control es simplemente reconocer la presencia del crítico interior. El mero hecho de ser conscientes de la motivación del crítico interno puede ser una forma poderosa de evitar que los pensamientos negativos se conviertan en comportamientos más destructivos.

DESAFIANDO TU VOZ INTERIOR CRÍTICA

Gracias a tu voz compasiva puedes adquirir poder sobre tu voz interior crítica. Cuando te vuelves consciente de lo que te está diciendo, puedes evitar que gobierne tu vida. El desafío es identificar y “eliminar” esta operación encubierta interna. Para ello, debes estar atenta a tus cambios de humor. Cuando te enfadas, irritas, enojas o entristeces, debes preguntarte: ¿qué causó el cambio? ¿Qué pasó? Y lo más importante, ¿qué empezaste a decirte a ti mismo después de que sucediera? El hecho de que tu estado de ánimo haya pasado de sentirse optimista o relajado a sentirse deprimido o irritable es probablemente una señal de que estás interpretando lo que ha pasado a través de tu voz interior crítica.

Ahora que has identificado que tu voz interior crítica es la que te habla y te aconseja, pregúntate: ¿qué intenta que hagas? Cuando identificas las acciones que defiende, puedes tomar el control de tu voz interior crítica. Puedes decidir conscientemente actuar en contra de sus directivas, actuando así en tu propio interés.

El equilibrio entre nuestras dos voces es delicado y puede inclinarse fácilmente a uno u otro lado de la balanza. Sin embargo, no necesitamos ser víctimas de nuestros estados de ánimo, ya que oscilan entre nuestros sentimientos positivos y negativos sobre nosotros mismos. Al identificar la voz interior crítica y el papel que desempeña en el apoyo a nuestra autoimagen negativa, podemos tomar medidas contra ella y cambiar significativamente nuestras vidas. Podemos rechazar actitudes que se opongan a nuestros mejores intereses y que disminuyan nuestra autoestima. Podemos detener el comportamiento contraproducente y autodestructivo.

Y eso lo podemos hacer a través de nuestra voz interna compasiva.

Pasamos al ejercicio.

1. Elige un comportamiento que te gustaría cambiar, un comportamiento que sea modificable.

   Ejemplos de comportamientos:

   - Beber demasiado.
   - Comer demasiado
   - Procrastinar.
   - Gritar cuando me enfado.
   - Quedarme en un sitio en el que sé que no soy bienvenida.
   - Meterme en la cama cuando estoy triste en lugar de ponerme a hacer algo para cambiar las cosas.

Hay multitud de comportamientos posibles. No solo los del ejemplo.

Escribe este comportamiento.

2. Escribe lo que normalmente te dices a ti misma cuando inicias este comportamiento.
   - "Me encuentro mal, necesito una cerveza".
   - "Me encuentro mal, necesito chocolate".
   - "Sé que tengo que dejarle, pero no tengo valor".
   - "Sé que debería salir de la habitación antes de gritarle, pero es que no lo soporto más".
   - "Sé que no debería meter en la cama porque voy a perder todo el día y luego me voy a sentir mal, pero me encuentro demasiado cansada".
3. Pero antes, ¿qué te has dicho? ¿Qué te ha llevado a realizar ese comportamiento?

   "Eres una inútil, no sirves para nada, a ti nadie te quiere, no sabes vivir sin él o ella, no sabrías salir de esta situación, aunque lo intentaras. No tienes recursos para salir de esta situación. Eres demasiado débil".

   Algo que te ha puesto tan triste o enfadada como para que inicies un comportamiento que en el fondo no querías iniciar.

   Porque si te tomas la primera cerveza acabarás borracha, porque estás intentando adelgazar y no te sienta bien el chocolate, porque cuando te pasas el día en la cama luego te desprecias a ti misma, o porque cuando gritas en las discusiones luego te desprecias a ti mismo.

   Escribe qué te dice la voz interna para que te lleve a realizar este tipo de comportamientos.

   ¿Cómo se expresa la voz que te impulsa a hacer eso? ¿Qué palabras usa? ¿Qué tono usa?

4. ¿Como es tu voz interna autocrítica?

   ¿Tiene un aspecto? Es decir, si tuvieras que retratar a esa voz interna, ¿cómo sería? ¿Una visión distorsionada de ti misma? ¿Un ser verde? ¿Un ser negro y fantasmagórico?

   Descríbela. Sé todo lo creativo o creativa que puedas.

5. Trata de darte cuenta de lo que se siente al escuchar la voz crítica. ¿Cómo te sientes al respecto?

   "Me siento triste, inútil, frustrada, rabiosa".

   (Si no sabes exactamente lo que sientes, busca la rueda de las emociones que te di en uno de los primeros ejercicios).

6. Intenta ofrecerte un poco de compasión, asimilando por un momento lo difícil que es escuchar ese lenguaje al validar el dolor. "Esto es difícil, duele". Y tal vez también ofreciendo algo de aceptación, "Esto es difícil y está bien sentirse así".

7. Reflexiona por un momento acerca de por qué la autocrítica se ha prolongado durante tanto tiempo.

   ¿Tu voz crítica interior está tratando de protegerte de alguna manera incluso si el resultado ha sido improductivo? Escribe tus respuestas.

   Si no puedes encontrar ninguna forma en que tu voz crítica esté tratando de ayudarte, ten un poco de compasión por la forma en que te lastimó en el pasado.

   Si has encontrado alguna manera en que tu voz crítica esté tratando de ayudarte, intenta reconocer sus esfuerzos y tal vez escribe algunas palabras de agradecimiento.

   Por ejemplo:

   "Mi voz crítica me dice que no tengo la suficiente fuerza para salir de esta situación, pero es porque tiene mucho miedo de lo que hay fuera y quiere protegerme".

"Mi voz crítica me incita a que me tire en la cama, pero es que realmente estoy agotada y necesito descansar".

"Mi voz crítica me incita a comer chocolate, pero es que el chocolate me calma y mi voz crítica ahora mismo no sabe qué otra cosa hacer".

8. Cierra los ojos. Coloca la mano en el centro de tu corazón o en cualquier otra parte que sientas que te calma y que te ata a la tierra.

   Ahora reflexiona de nuevo sobre el comportamiento contra el que estás luchando.

   Concéntrate en la emoción asociada con dicho comportamiento: rabia, miedo, tristeza autocompasión, odio.

   Comienza a repetir, en silencio, para ti misma, las frases que expresan otra voz.

   Esa otra voz. Es tu voz interior compasiva.

   Y te dice cosas como:

   "Te amo y no quiero que sufras. Me preocupo mucho por ti, y por eso me gustaría que hicieras un cambio. Confío en ti. Sé que tienes la fuerza para salir de esto".

   Abre los ojos y comienza a escribir usando tu voz compasiva para abordar el comportamiento que te gustaría cambiar.

   ¿Qué pensamientos y sentimientos surgen del sentimiento y deseo "Te amo y no quiero que sufras"?

   ¿Qué palabras de aliento y apoyo emocional necesitas escuchar para dar lo mejor de ti, para hacer un cambio?

   Por ejemplo:

   "Te mereces una vida mejor. Eres fuerte y puedes salir de esto. Eres flexible y puedes cambiar tu comportamiento. Soy tu voz interior, te amo y te llevaré de la mano en todo este proceso".

Escríbelo.

Y escribe además todo lo que esas palabras te sugieran.

Si encontraste algunas palabras nuevas para tu voz compasiva, permítete saborear la sensación de sentir apoyo incondicional por parte de ti misma.

Si has encontrado dificultades para encontrar palabras compasivas, también está bien.

Lo importante es que estamos estableciendo la intención de ser más amables con nuestra propia persona.

Es importante que escribas al final de este ejercicio:

"Me amo y, a partir de ahora, me comprometo a ser amable conmigo misma y a tratarme como me merezco".

DIÁLOGO INTERNO

¿Nunca te has encontrado teniendo una discusión interna contigo misma? Por ejemplo, en tu cabeza una voz te dice que ya es hora de cambiar de coche mientras que la otra insiste en que puedes aguantar perfectamente con el actual. No tienes siquiera que sentarte a hacer una lista de pros y contras, porque casi se diría que puedes escuchar a tus voces y que cada una de ellas te los está dando.

La teoría del yo dialógico (Hermans, 1996) postula un yo polifónico que se compone de una multiplicidad de voces internas. La actividad dialógica interna implica un intercambio de pensamientos o ideas entre al menos dos de las llamadas "posiciones del yo", que representan puntos de vista específicos. Entre las funciones que cumple el diálogo interno se encuentran la autocrítica, el autorrefuerzo, la autogestión y la evaluación social (Brinthaupt *et al.*, 2009).

La comunicación intrapersonal se produce de varios modos e incluye investigaciones sobre una amplia gama de procesos y dominios de comportamiento, uno de los cuales es el diálogo interno. Con respecto al diálogo interno, los psicólogos describieron originalmente el habla interna y privada en el contexto de los procesos de desarrollo que incluían la afinidad entre el habla y el pensamiento (Vygotsky, 1962). Aunque los diálogos internos habían sido reconocidos durante mucho tiempo por filósofos como Tomás de Aquino y San Agustín, así como por escritores (Joyce y Pérez Galdós son maestros del monólogo interno), poetas y otros pensadores, la teorización psicológica formal sobre tales fenómenos se introdujo recientemente, a finales del siglo XX y principios del XXI (Hermans y Kempen, 1993; Markova, 2005).

Por ejemplo, según Kross *et al.* (2014), "El diálogo interno es un fenómeno humano omnipresente. Todos tenemos un monólogo interno en el que participamos de vez en cuando". Es probable que varíe la forma en que participamos en monólogos (o diálogos) internos. Por ejemplo, a veces podemos darnos órdenes a nosotras mismas "Inténtalo de nuevo" o relajarnos diciendo "No te preocupes". En un contexto diferente, podemos preguntarnos "¿Qué puedo hacer?" o "¿Tengo la personalidad suficiente como para salir airosa de esta entrevista?".

Estos ejemplos de diálogo interno también pueden implicar características dialógicas. Desde la perspectiva de la teoría del yo dialógico (Hermans, 1996; Hermans y Gieser, 2012), podemos adoptar al menos dos puntos de vista o "posiciones del yo" dentro de nuestra comunicación intrapersonal. Por ejemplo, podríamos discutir en nuestra mente múltiples opciones: "Por un lado... pero por el otro...". Dichos diálogos pueden mostrar una complejidad y detalle aún mayores. Imagina una situación típica que creo que todas hemos atravesado: una mujer podría imaginar cómo le va a decir a su pareja que quiere acabar con la relación, qué le responderá él, cómo él le rogará que no se vaya, y se planteará si ella debería reconsiderarlo basándose en la probable respuesta de él. Este tipo de diálogo interno implica plantear preguntas en nombre del compañero imaginado y darles respuestas.

Como sugiere el ejemplo anterior, un monólogo interno puede evolucionar fácilmente hacia un diálogo interno entre dos sujetos dentro de la mente de uno: entre diferentes partes de uno mismo o entre uno mismo y la pareja o cualquier otra persona que uno imagine. En otras palabras, puede haber diferencias cualitativas y cuantitativas en la naturaleza de los diálogos internos. El diálogo interno entre dos yoes personales (el monólogo interior) parece implicar funciones autorreguladoras básicas, como el autocontrol o la autodirección ("Inténtalo de nuevo"), mientras que los diálogos internos que incluyen a otra persona imaginada implican funciones comunicativas más amplias ("Cuando diga X, ella responderá Y").

El diálogo interno puede definirse como "un discurso autodirigido o autorreferente (ya sea silencioso o en voz alta) que cumple una variedad de funciones autorreguladoras y de otro tipo" (Brinthaupt, 2019). La actividad dialógica interna se define como "la participación en diálogos con figuras imaginadas, la simulación de relaciones dialógicas sociales en los propios pensamientos y la confrontación mutua de los puntos de vista que representan diferentes posiciones del yo relevantes para la identidad personal y/o social" (Oleś y Puchalska-Wasyl, 2012).

La mayoría de las definiciones de discurso interno o de monólogo interior suponen que, en esta forma de comunicación intrapersonal, tanto el emisor como el destinatario representan a la misma persona (p. ej., Fernyhough, 2016). Pero la actividad dialógica interna no siempre implica eso. Los diálogos internos se refieren a diversas formas de comunicación intrapersonal donde diferentes voces pueden representar no solo a uno mismo, sino también a personas cercanas, amigos imaginarios, familiares y cónyuges perdidos, exparejas y examigos, maestros y mentores, celebridades... incluso a Dios (Hermans, 1996). El discurso interno puede consistir en una sola palabra, comentario u orden sin respuesta alguna o en una "conversación" prolongada, mientras que el intercambio mutuo de expresiones es una esencia del diálogo interno.

Mientras que la autorregulación cotidiana es una característica importante del diálogo interno (Brinthaupt *et al.*, 2009), la actividad dialógica interna enfatiza la confrontación o integración de diferentes puntos de vista como una forma de ayudar a una persona a comprender experiencias nuevas o extrañas.

En otras palabras, el diálogo interno parece ocurrir como reacción o anticipación de eventos o circunstancias específicas (me preparo en la cabeza la conversación que creo que voy a tener en el futuro), mientras que el discurso interno parece involucrar tipos de comunicación intrapersonal más reflexivos o contemplativos. Además, los discursos internos frecuentemente involucran la identidad de una sola persona (por ejemplo, Bhatia, 202), mientras que el diálogo interno puede implicar a otras.

En muchas ocasiones, sentimos ansiedad anticipatoria precisamente a causa de un diálogo interno. Creemos que las cosas van a salir mal porque en nuestra cabeza una vocecita interna nos advierte de lo mal que pueden salir. Porque previamente ya hemos tenido una conversación intrapersonal en la que nos hemos convencido a nosotras mismas de que es imposible que salga bien. Nos da miedo hablar en público, ir a una fiesta en la que no conocemos a nadie o presentarnos a un proceso de selección de personal porque tenemos un discurso interno negativo. Pero podemos cambiarlo. Vamos a conseguir crear un diálogo interno diferente, que te convenza de que puedes salir airosa de la situación.

Aquí va el ejercicio.

PARTE A

Piensa en una situación en la te sentiste seguro y experimentaste un sentido de autoestima, una situación en la que no experimentaste ansiedad ni tristeza, sino al contrario, alegría y plenitud, y responde las siguientes preguntas:

1. ¿Cuál es la situación?
2. ¿Qué te dices a ti misma sobre la situación (diálogo interno)? ¿Cómo te sientes físicamente?
3. ¿Qué sensaciones y sentimientos tienes en tu cuerpo?
4. ¿Qué haces como resultado de esto?

Por ejemplo:

> "Me siento muy segura cuando voy a hacer la compra. Lo hago ya casi de forma automática. Sé perfectamente lo que busco, conozco las horas en las que el supermercado no está abarrotado, tengo ya el recorrido hecho en la cabeza... Soy capaz de hacer la compra de toda una semana en menos de media hora. Mi familia me pide que haga la compra yo, porque cuando la hace mi marido se olvida de casi todo. Hasta que reflexioné sobre ello, no

le concedía mucha importancia, pero lo cierto es que tengo muy buena orientación espacial (controlo todos los pasillos y las zonas), mucha capacidad de decisión rápida (siempre sé ver la mejor relación calidad precio), muy buena memoria (recuerdo siempre lo que me han pedido mis hijas, las marcas que les gustan y las que no), buena organización numérica (sé calcular las cantidades que vamos a necesitar para una semana) y habilidades sociales (me llevo bien con los reponedores y las cajeras, que ya me conocen). Cuando hago la compra me siento muy segura, y muy bien físicamente, porque la hago muy rápido. Me suelo sentir bien cuando llego a casa y coloco la compra en su sitio, porque pienso que, mira, ¡un problema menos! Cuando acabo todo me siento muy tranquila, confiada".

PARTE B

Consiste en pensar en una situación reciente en la que sentiste que te faltaba confianza en ti mismo, en ti misma, y responder las mismas cuatro preguntas enumeradas anteriormente.

"Hace una semana me invitaron a un cóctel de cayetanos en la calle Serrano, la inauguración de una tienda de moda. Fui con una amiga que es muy guapa. Todo el mundo allí era muy delgado y todos iban muy bien vestidos, yo me sentí muy fea. Me sentí deprimida, triste, ansiosa. Físicamente, sentía que me dolía el estómago y que me temblaban las piernas".

PARTE C

Escribe el diálogo interno de lo que te decías en aquel momento:

"No pinto nada aquí, me miran como a un bicho raro, soy la que va peor peinada y vestida, no voy a saber interactuar en sus conversaciones, me siento fea, no debería siquiera haber venido, soy torpe en las relaciones sociales y soy demasiado tímida. Y, además, no estoy segura de mí misma".

PARTE D

Mira tus respuestas a las Partes A y B, luego usa esa información para responder estas preguntas:

1. ¿Qué declaración positiva podría decirme a mí mismo para recordar mi poder?

   "Soy hábil en las relaciones sociales, sé evaluar las cosas de manera rápida".

2. ¿Qué podría hacer que me ayudara a sentirme diferente?

   Por ejemplo, crear una visualización antes de ir a un evento.

3. ¿Qué podría hacer diferente la próxima vez que esté en esta situación? ¿Qué acciones me empoderarían?

   Sonreír mucho, caminar con la cabeza y la barbilla altas. Una sonrisa es un claro mensaje de confianza y de equilibrio que los demás perciben enseguida. La postura corporal también es importante, mantener la espalda recta genera seguridad para uno mismo, y también para los demás. Elegir antes de salir un vestido que me siente muy bien o un perfume que me guste mucho. Preparar los temas que pueden surgir en un cóctel de este tipo. Se improvisa muy bien lo que ya está preparado, me prepararé una lista de temas que hayan salido en las noticias esta semana. Es básico hablar con decisión, sin muletillas y con las pausas necesarias para enfatizar las ideas que transmitiré. Iré convencida, con una actitud asertiva, y tranquila.

4. ¿Cómo puedo utilizar las habilidades que sé que poseo para que en la próxima ocasión me sienta bien y confiada?

   La próxima vez echaré mano de las habilidades sociales que sé que tengo y lo primero que haré en cuanto me presenten a alguien será alabarle el modelo y comentar por qué me gusta. Soy hábil a la hora de tomar decisiones rápidas y evaluar las cosas a primera vista, así que sabré decir lo adecuando: "Los pendientes son los adecuados con el peinado", o "La chaqueta te entalla perfectamente". Me centraré más en hacerles sentir bien a los demás que en compararme con ellos, echaré mano de mis habilidades sociales. También haré uso de mi buena memoria para comparar el modelo con alguno que le haya visto a alguna persona famosa, y le diré que le queda mejor a él o a ella.

He elegido conscientemente una actividad que normalmente no se valora pero que en realidad es bastante complicada de realizar con éxito y rápidamente: hacer la compra semanal, y una situación que a todo el mundo le resulta difícil: ir a un cóctel de postín.

Pero recuerda que tú puedes elegir la situación que te dé la gana. Desde tener que ver a tu ex, hasta acudir a esa cena familiar en la que sabes que tu cuñado te va a decir cosas que no te agradan.

Recuerda: Primero elige una situación en la que te sientas muy cómoda. Luego una en la que te sientas incómoda.

Elige la situación que te haga sentir cómodo o cómoda, extrae las habilidades que necesitas para realizarla y aplícalas a la nueva situación. Habla contigo, crea un discurso interno positivo.

A veces no es tan fácil. No es tan fácil entender que para hacer una compra en un supermercado se necesita mucha habilidad.

Busca cosas en las que nunca hubieras reparado: comprar en un supermercado, pasear a un perro (requiere orientación espacial y seguridad), bañar a un niño (requiere orientación espacial, seguridad, paciencia y empatía), leerle un cuento a un niño (requiere seguridad, paciencia y empatía), dirigir a un equipo (requiere firmeza, seguridad y dotes de mano), aguantar a un jefe complicado (requiere habilidad social, flexibilidad cognitiva y tacto), controlar una clase con veinte niños (requiere dotes sobrehumanas, creo yo)... son situaciones que requieren de habilidades.

Luego, aplica esas habilidades en situaciones que inspiran miedo o ansiedad. Habla contigo misma y convéncete de que puedes hacerlo.

LA LISTA "SI... ENTONCES..."

DÍA 26

Cuando las personas nos encontramos con problemas para traducir nuestros objetivos en acciones, es decir, para cumplir con nuestros objetivos (porque somos procrastinadoras, porque nos distraemos a la mínima, porque nos autoboicoteamos), podemos recurrir a procesos automáticos para asegurar el logro de nuestros objetivos. A estos procesos los llamamos **intenciones de implementación**. Es decir, planes que vinculen situaciones críticas anticipadas con respuestas dirigidas a objetivos ("Siempre que surja la situación x, iniciaré la respuesta dirigida a objetivos y").

Las intenciones de implementación prevén determinadas situaciones que pueden hacer descarrilar nuestros objetivos (por ejemplo: me es imposible estudiar en casa por la tarde porque los niños hacen mucho ruido y me distraen, sigo bien la dieta hasta que quedo con mis amigas y siempre acabo por ceder y tomarme una caña). Situaciones que provocan respuestas automáticas (en cuanto gritan los niños, dejo de mirar el libro; en cuanto Marta me ofrece una cerveza, digo que sí).

A las intenciones de implementación les llamamos también "planes si-entonces" (Gollwitzer, 1993). Se trata de planes que vinculan señales situacionales (es decir, buenas oportunidades para actuar, momentos críticos) con respuestas que sean efectivas para alcanzar las metas o resultados deseados ("Si se da la situación Y, entonces iniciaré el comportamiento Z para alcanzar la meta X") (Gollwitzer, 1993, 1996; 1999; Gollwitzer, Bayer y Gollwitzer, 2005; Gollwitzer y Sheeran, 2006; Sheeran, Milne, Webb y Gollwitzer, 2006).

No acabas de entenderlo, ¿verdad? Tranquila. Es más simple de lo que parece.

La idea es que la realización de la intención puede promoverse formando "planes si-entonces" que nos permitan abordar eficazmente los problemas de autorregulación que puedan impedir en un futuro próximo la consecución de objetivos. Es decir, si yo sé que determinadas situaciones acaban con las intenciones que me había propuesto, me puedo anticipar a la situación, porque puedo tener una solución pensada de antemano.

La formación de planes "si-entonces" promueve una gestión efectiva de diversos problemas en la consecución de objetivos y aumenta las tasas de objetivos conseguidos. Estos planes nos colocan en situación tanto de aprovechar buenas oportunidades como de avanzar hacia nuestros objetivos.

Las intenciones de implementación de objetivos se pueden definir como las instrucciones que las personas se dan a sí mismas para realizar conductas particulares o lograr ciertos resultados deseados (Triandis, 1980). Y las medimos por ítems del tipo "Tengo la intención de lograr X".

Las intenciones de objetivos pueden variar en fuerza en función de que nos vinculemos con mayor o menor pasión a un compromiso de perseguir una meta o realizar un comportamiento (Gollwitzer, 1990; Webb & Sheeran, 2005). Por ejemplo, los fumadores pueden tener intenciones débiles de dejar de fumar la próxima semana, pero casi siempre tienen la firme intención de dejar de fumar "algún día". Una mujer puede tener la intención de hacerse una mamografía "pronto" (no mañana, pero pronto) y un hombre con sobrepeso definitivamente podría tener la intención de perder cierta cantidad de peso durante el próximo año, aunque no esté pensando en iniciar la dieta mañana.

Pero ¿por qué nos cuesta tanto, y tan a menudo, cumplir con los objetivos que nos proponemos?

De acuerdo con el modelo de fases de acción (Heckhausen y Gollwitzer, 1987), cuando nos formamos una intención de perseguir un objetivo particular, el hecho de que hayamos sabido definir nuestra meta y la tengamos clara en la cabeza supone solo el primer paso en el camino hacia su consecución; pero para alcanzar la meta la persona también debe regular eficientemente el esfuerzo real por alcanzarla. Es decir, implementar con éxito la intención de su meta. No vale solo con fijarse un objetivo, hay que fijar esa intención, previendo posibles obstáculos y la forma en la que los sortearemos mediante lo que se ha dado en llamar mecanismos de autorregulación (Gollwitzer y Sheeran, 2006).

En general, hay dos problemas que nos encontramos a la hora de cumplir nuestros objetivos: no poder siquiera comenzar y perdernos en el camino.

Cuando la meta se prevé difícil o cuando nos hemos encontrado con dificultades crónicas para alcanzarla (por ejemplo, cuando hemos intentado dejar de fumar, adelgazar, o romper una relación abusiva tantas veces que ya ni podemos contarlas), entonces vale la pena abordar el problema desde planes “si-entonces” (Gollwitzer y Sheeran, 2006).

Primero tenemos que plantearnos cuándo, dónde y cómo conseguir nuestro objetivo. Es mucho más fácil conseguirlo cuando nos hemos contestado a las cuatro preguntas (dejaré de fumar de aquí a dos meses, siguiendo un tratamiento con medicación y terapia, y lo haré aquí, en Madrid, en colaboración con el Gabinete del Doctor Sanz). Cuando lo tenemos tan claro, sabemos que la intención de meta subyacente es fuerte y está activada (Sheeran, Milne, Webb y Gollwitzer, 2005; Sheeran, Webb y Gollwitzer, 2005; Gollwitzer, 1996).

Por otra parte, es mucho más fácil alcanzar la realización de proyectos personales cuando estos son consistentes con intereses y valores personales que cuando los proyectos están motivados por razones externas, como la presión social. (Koestner, Lekes, Powers y Chicoine, 2002). Obviamente, voy a estar más motivada a dejar de fumar porque yo misma estoy segura de que mi salud lo necesite que si lo hago porque mi novio me lo ha pedido. Incluso, en el segundo caso es probable que lo bloquee de forma inconsciente, porque me sienta presionada por mi novio y por lo tanto molesta.

De forma que antes de elaborar un plan "si- entonces", es decir, a la hora de una intención de implementación, debemos tener claro que nuestros planes estén diseñados para fortalecer la coherencia intención-comportamiento. Por ejemplo: mi intención es dejar de fumar, es algo que yo deseo, y voy a adecuar mi conducta a esa intención (Oettingen, Barry, Guttenberg y Gollwitzer, 2007).

LA LISTA "SI... ENTONCES..."

La lista "Si... entonces..." tiene que ver con el manejo estratégico de las emociones. Este ejercicio fue diseñado por el psicólogo Peter Gollwitzer.

A menudo, lo que nos mantiene en un ciclo de ansiedad no es simplemente el evento que nos crea ansiedad, o el trauma, o la vivencia dramática, sino el hecho de que no contamos con un sistema diseñado para ayudarnos a afrontar la ansiedad.

Cuando no contamos con una estrategia para procesar y reutilizar nuestra ansiedad, podemos recurrir a mecanismos de afrontamiento poco saludables, como el alcohol, las drogas, la alimentación emocional (el famoso "comer por ansiedad"), la violencia y la autolesión.

Una lista "Si... entonces..." es una estrategia o guía diseñada para preparar respuestas productivas y saludables a situaciones incómodas, indeseables o dolorosas.

Al contar con un plan de contingencia, tendrás una mejor oportunidad de tomar decisiones productivas cuando te enfrentes a situaciones desencadenantes.

Una lista "Si... entonces..." parte de la premisa: "Si siento X, entonces haré Y".

Así que lo primero que tienes que hacer es identificar situaciones que te crean ansiedad. E identificar también las respuestas poco constructivas que les das a esas situaciones.

Instrucciones:

1. Identifica un área de tu vida que te resulte problemática.
2. Prepara una respuesta a esa situación.

Por ejemplo:

- Quiero perder peso porque como por ansiedad.
- Me pongo muy nerviosa cuando viajo.
- Estoy divorciada, tengo que hablar con mi ex por los niños, pero cuando lo hago sufro mucha ansiedad.
- En reuniones con otras personas me quedo callada porque siento ansiedad, y no respondo asertivamente.

Veamos cada caso.

COMO POR ANSIEDAD

Quizás desees perder peso o elegir un estilo de vida más saludable, pero te encuentras con dificultades para comer emocionalmente, porque "comes por ansiedad".

Tu lista "Si... entonces..." podría leerse más o menos así:

- Si estoy aburrida, entonces me distraeré con actividad física.
- Si estoy triste, entonces me consolaré con afirmaciones positivas, no con comida.
- Si tengo antojos de comida basura, entonces elegiré la alternativa o sustituto más saludable (en lugar de tirarme al chocolate elegiré una manzana, por ejemplo).

ME PONGO NERVIOSA CUANDO VIAJO

- Si tengo que viajar, entonces saldré de casa con una hora más de antelación, para poder detenerme si siento ansiedad.
- Si tengo que viajar, entonces la noche anterior haré una meditación guiada e incluiré el comando “No me pongo nerviosa cuando viajo”.
- Si empiezo a sentir taquicardias, entonces me detendré y sacaré del bolsillo mi lista de afirmaciones positivas.
- Si tengo que viajar, entonces no revisaré mi pasaporte el mismo día del viaje, haré la maleta una noche antes.
- Si tengo que viajar, entonces practicaré una buena forma de reducir mi ansiedad, que será contar con tiempo suficiente para encargarme de todo, así me aseguraré de que no hay problemas, o de que tendré tiempo para solucionarlos si aparecen.

TENGO MIEDO DE DECIR LO QUE PIENSO Y SER ASERTIVA

- Si tengo miedo de decir lo que pienso y ser asertiva, entonces me recordaré a mí misma que soy libre de sentir lo que siento y de comunicarle a mi pareja, mi familia, a mi jefe, o a quien corresponda, cuál es mi posición.
- Si tengo miedo de decir lo que pienso y ser asertiva, entonces empezaré por situaciones fáciles, como decir lo que siento a gente con la que tenga mucha confianza y en temas que no sean especialmente conflictivos o delicados.
- Si tengo miedo de decir lo que pienso y ser asertiva, entonces leeré mi lista de afirmaciones positivas antes de ir a cualquier reunión.

- Si tengo una reunión de trabajo programada y me da miedo decir lo que pienso y ser asertiva, entonces la noche anterior haré una lista con mis argumentos y la ensayaré ante el espejo.

En tu lista sé todo lo creativa que puedas, y escribe cualquier idea que se te venga a la cabeza, por disparatada que parezca (te puede parecer muy loca, pero normalmente las ideas que parecen locas no lo son).

Intenta escribir al menos diez frases "Si ... entonces...".

EL INTENSIÓMETRO

DÍA 27

Imagina que tu amigo Paco te deja su apartamento de verano. En principio parece un chollo. Un apartamento en primera línea de playa, durante un mes, por quinientos euros. Pero el chollo tiene trampa: el apartamentito casualmente está situado dos pisos más arriba de la macrodiscoteca del pueblo. La primera noche no das crédito; ruido de música hasta las cuatro de la mañana y después, hasta las ocho, las conversaciones de los borrachos que se quedan en la puerta con la copa en la mano. Crees que te resultará imposible pasar el verano en esas condiciones. Te compras unos tapones, echas mano de la una *app* de ruido blanco, te encomiendas a San Desiderio, santo patrón de los insomnes... Para tu sorpresa, al cabo de un mes, duermes a pierna suelta y ya ni percibes la contaminación acústica.

Cuando yo trabajaba como camarera, hace de esto ya varios lustros, mi exnovio se presentaba en el local del brazo de su nueva y flamante novia (Begoña se llamaba, jamás la olvidaré) con la idea de darme celos. Lo conseguía, y yo me ponía de los nervios, pero tenía que hacer de tripas corazón y ponerle al mal novio buena cara. Porque, si no sonreía, no cobraba. La cuestión es que él empezó a venir todas las noches, de jueves a sábado, de forma que ya ni me sorprendía verle por allí. Al final les sonreía de corazón a él y a la novia, sin necesidad de fingir nada.

En ambos casos, la habituación había surgido su efecto.

La habituación se refiere al proceso por el que, ante un estímulo repetido, la respuesta es cada vez menos intensa. La habituación se puede considerar la forma más primitiva de aprendizaje, y se da en todos los niveles del organismo, desde el celular hasta el psicológico (Watts, 1979).

Los mecanismos subyacentes de la habituación se refieren a una forma básica de aprendizaje o filtrado sensorial, pero también pueden afectar a otros dominios cognitivos y a la función cognitiva superior. Typlt y col. (2013a) vinculan los déficits de habituación con los de la transmisión de dopamina mesolímbica y mesocortical y así se explica su papel como marcador de disfunción cortical en condiciones específicas como la adicción (De Luca, 2014). Es decir, la adicción funciona porque nos habituamos: la primera vez que me bebo una cerveza, si nunca he bebido alcohol, me emborracharé inmediatamente. Pero si bebo todos los días ya no me harán efecto ni una ni dos, y necesitaré tres cerveza diarias para sentir euforia. Este fenómeno tiene que ver con los neurotransmisores de dopamina. Trastornos de conducta como la obesidad o el trastorno por déficit de atención con hiperactividad (TDAH), pueden ser causados por una habituación anormal que se deba a factores tanto genéticos como ambientales (Lloyd *et al.* 2014). Por eso la adicción tiene una base genética, lo que explica que determinadas personas se enganchen mucho antes que otras a una sustancia.

El modelo de habituación es un modelo de proceso terapéutico y parte de la base de que una forma de reducir la ansiedad es mediante la exposición a los estímulos que nos causan ansiedad. Si a mí me crea ansiedad ver a mi ex y evito verle, cuando me lo encuentre por la calle inmediatamente se desencadenará la típica respuesta ansiosa. Es decir, experimentaré una taquicardia, una hipersudoración y quizá incluso se me salten las lágrimas. Pero si le veo a menudo (como me sucedía cuando trabajaba en una barra), poco a poco la ansiedad desaparecerá. La habituación habrá supuesto una disminución natural del nivel de ansiedad, en ausencia de una conducta que reduzca la ansiedad.

Es decir, cuando me hice a la idea de ver a mi ex con la nueva, y dejó de importarme verle, no había hecho nada para dejar de sentir ansiedad: ni tomaba ansiolíticos, ni escuchaba cintas de meditación guiada. Dejé de sentir ansiedad porque me habitué. Porque me acostumbré.

Según el modelo de habituación, la exposición es eficaz porque proporciona un contacto estructurado con un estímulo al que tememos y al mismo tiempo minimiza las oportunidades de evitación, escape o ritualización.

Volvamos al ejemplo de mi ex entrando en aquel bar. Una conducta de escape habría tenido lugar si yo me hubiera ido del bar (no podía hacerlo, a riesgo de que me despidieran). Habría incurrido en una conducta de evitación si hubiera seguido sirviendo copas, pero evitando en todo momento mirar a la zona del bar en la que él se hubiera sentado (imposible, siempre se sentaba frente a mí en la barra). Una conducta de ritualización habría sido la de ponerme a recitar el rosario para evitar pensar en él (imposible también, no te vas a poner a recitar el rosario poniendo copas). Las conductas de ritualización son aquellas conductas obsesivas y repetitivas que a veces llevamos a cabo para evitar la ansiedad.

Por lo tanto, la exposición a la escena de mi ex besándose con la nueva tuvo como resultado la reducción de la ansiedad, que se produjo mediante el contacto con un estímulo temido (en mi caso, la mera visión de sus acarameladas carantoñas) en ausencia de evitación, escape y ritualización.

Así, cuando el miedo provocado por un estímulo ha disminuido (y no se ha producido evitación, escape ni ritualización), se dice que ha tenido lugar la habituación.

Es importante destacar que este modelo sostiene que el proceso de habituación es tanto pasivo como interno, que no ha habido intento activo y/o externo de luchar contra la ansiedad. Nadie intentó ayudarme y yo conscientemente no hice nada para reducirla.

Dicho de otra manera, comportamientos que pueden proporcionar un escape o alivio de la ansiedad a corto plazo, en demasiados casos no permiten que la ansiedad disminuya de forma natural. Si yo hubiera intentado calmar mi ansiedad cuando veía a mi ex tomándome un chupito de tequila cada vez que le viera, no solo mi ansiedad no habría disminuido, sino que la habría asociado al alcohol, creándome otro problema encima del que ya tenía.

¿CÓMO TIENE LUGAR LA HABITUACIÓN?

El término "mecanismo" se refiere a los procesos psicológicos, sociales y neurofisiológicos subyacentes, a través de los cuales se produce el cambio terapéutico durante el tratamiento (Kazdin, 2009).

El mecanismo de un tratamiento es conceptualmente distinto de los procesos terapéuticos que involucran ese mecanismo. El proceso terapéutico se define ampliamente como "todo lo que se puede observar que ocurre entre y dentro del cliente y el terapeuta durante su trabajo conjunto" (Orlinsky y Howard, 1986).

El mecanismo también se diferencia de los resultados intermedios del tratamiento, que pueden servir como indicador de que el mecanismo está funcionando, pero no son el mecanismo per se.

En la terapia de exposición, los datos respaldan varios mecanismos, incluidos mecanismos neuronales (Hauner, Mineka, Voss y Paller, 2012), cambios cognitivos (Solem, Haland, Vogel, Hansen y Wells, 2009) y mecanismos de aprendizaje (Anderson e Insel, 2006). Es decir, la habituación funciona porque se crean caminos neuronales, y porque aprendemos a redirigir la atención hacia otro estímulo y nos entrenamos en resistir la ansiedad.

Este ejercicio del intensiómetro se basa precisamente en el modelo de habituación y es muy creativo y divertido.

EL INTENSIÓMETRO

1. Imagina en la cabeza un intensiómetro, que marca del uno al diez.

   Visualiza el intensiómetro en tu cabeza a lo largo de todo el ejercicio.

2. Piensa en una situación que te cree ansiedad.

   Por ejemplo:

   - Cuando necesitas tener conversaciones con tu ex a propósito del dinero o de la educación de los niños.
   - Cuando tu jefe te llama a su despacho.
   - Cuando viajas en pleno agosto, con las estaciones y los aeropuertos abarrotados.
   - Cuando tienes fobia a los espacios cerrados y necesitas utilizar el metro. O el ascensor, o lo que sea.
   - Cuando tienes que ir a comer a casa de tus suegros y tu suegra es particularmente cruel en sus indirectas. Lo mismo, pero en el caso de tus padres o de tus hermanos.
   - Cuando las cenas de Navidad en tu casa se convierten en una especie de guerra abierta entre cuñados.

3. Imagina la misma situación en intensidad uno y en intensidad 10, siendo la intensidad 1 la que sería más desagradable para ti, y la intensidad 10 la más agradable.

4. Escribe la intensidad 1 y la intensidad 10.

5. Ahora ve pasando desde la intensidad 1 a la intensidad 10, aportando en cada estadio (dos, tres, cuatro, cinco, seis, siete, ocho, y nueve) un detalle que la haga más agradable y que esté en tu mano conseguir.

¿No entiendes nada de lo que te he contado?

No hay problema, te pongo un ejemplo.

Situación que crea ansiedad:

Maribel tiene que asistir al partido de la final de fútbol de la Comunidad en la que ella reside. Es un partido en el que juega su hija, que es jugadora profesional y que le ha pedido, por favor, que asista. El problema es que también va a ir el padre de la joven, del que Maribel se ha separado hace un año, y va a acudir con su nueva pareja.

1. Maribel llega al partido y se sienta en la grada Dos asientos más adelante ve a su ex, agarrado de la mano con su nueva novia. Maribel empieza a notar taquicardias, las lágrimas se le agolpan en los ojos, no puede respirar y, finalmente, tiene que abandonar la grada antes de que acabe el partido
2. El día anterior Maribel se ha entrenado con su escudo psíquico. Llega al partido con su vestido azul favorito, que le sienta maravillosamente, y tras haber acudido a la peluquería para que la peinen y maquillen. Sabe que está guapa. Maribel llega al partido y se sienta en la grada. Dos asientos más adelante ve a su ex, agarrado de la mano con su nueva novia. Su marido la mira y Maribel siente que lo hace con admiración.
3. El día anterior Maribel se ha entrenado con su escudo psíquico Llega al partido con su vestido azul favorito, que le sienta maravillosamente, tras haber acudido a la peluquería para que la peinen y maquillen. Sabe que está guapa. Maribel llega al partido y se sienta en la grada Dos asientos más adelante ve a su ex, agarrado de la mano con su nueva novia. Su marido la mira y Maribel siente que lo hace con admiración. Ella le sonríe e inclina la cabeza en señal de reconocimiento.
4. El día anterior, Maribel se ha entrenado con su escudo psíquico. Llega al partido con su vestido azul favorito, que le sienta maravi-

llosamente, tras haber acudido a la peluquería para que la peinen y maquillen. Sabe que está guapa. Maribel llega al partido y se sienta en la grada. Dos asientos más adelante ve a su ex, agarrado de la mano con su nueva novia. Su marido la mira y Maribel siente que lo hace con admiración. Ella le sonríe e inclina la cabeza en señal de reconocimiento. Maribel ha usado ese día su perfume favorito, que apenas utiliza porque el bote le costó sus buenos trescientos euros. Olfatea su muñeca y el aroma que le llega le hace sentir contenta y tranquila.

5. El día anterior, Maribel se ha entrenado con su escudo psíquico. Llega al partido con su vestido azul favorito, que le sienta maravillosamente, tras haber acudido a la peluquería para que la peinen y maquillen. Sabe que está guapa. Maribel llega al partido y se sienta en la grada. Dos asientos más adelante ve a su ex, agarrado de la mano con su nueva novia. Su marido la mira y Maribel siente que lo hace con admiración. Ella le sonríe e inclina la cabeza en señal de reconocimiento. Maribel ha usado ese día su perfume favorito, que apenas utiliza porque el bote le costó sus buenos trescientos euros. Olfatea su muñeca y el aroma que le llega le hace sentir contenta y tranquila. Nota que la nueva novia de su marido ha girado la cabeza y la mira. Maribel visualiza su escudo psíquico y no siente celos ni resentimiento.

6. El día anterior Maribel se ha entrenado con su escudo psíquico. Llega al partido con su vestido azul favorito, que le sienta maravillosamente, tras haber acudido a la peluquería para que la peinen y maquillen. Sabe que está guapa. Maribel llega al partido y se sienta en la grada. Dos asientos más adelante ve a su ex, agarrado de la mano con su nueva novia. Su marido la mira y Maribel siente que lo hace con admiración. Ella le sonríe e inclina la cabeza en señal de reconocimiento. Maribel ha usado ese día su perfume favorito, que apenas utiliza porque el bote le costó sus buenos trescientos euros. Olfatea su muñeca y el aroma que le llega le

hace sentir contenta y tranquila. Nota que la nueva novia de su marido ha girado la cabeza y la mira. Maribel visualiza su escudo psíquico y no siente celos ni resentimiento. Maribel siente compasión por la nueva novia porque ¡menuda perla se ha llevado la chica sin tener ni idea de lo que se lleva!

7. El día anterior Maribel se ha entrenado con su escudo psíquico. Llega al partido con su vestido azul favorito, que le sienta maravillosamente, tras haber acudido a la peluquería para que la peinen y maquillen. Sabe que está guapa. Maribel llega al partido y se sienta en la grada Dos asientos más adelante ve a su ex, agarrado de la mano con su nueva novia. Su marido la mira y Maribel siente que lo hace con admiración. Ella le sonríe e inclina la cabeza en señal de reconocimiento. Maribel ha usado ese día su perfume favorito, que apenas utiliza porque el bote le costó sus buenos trescientos euros. Olfatea su muñeca y el aroma que le llega le hace sentir contenta y tranquila. Nota que la nueva novia de su marido ha girado la cabeza y la mira. Maribel visualiza su escudo psíquico y no siente celos ni resentimiento. Maribel siente compasión por la nueva novia porque ¡menuda perla se ha llevado la chica sin tener ni idea de lo que se lleva! Maribel sonríe a la novia, también, y mueve la cabeza en un saludo, la novia le devuelve el saludo.

8. El día anterior Maribel se ha entrenado con su escudo psíquico Llega al partido con su vestido azul favorito, que le sienta maravillosamente, tras haber acudido a la peluquería para que la peinen y maquillen. Sabe que está guapa. Maribel llega al partido y se sienta en la grada Dos asientos más adelante ve a su ex, agarrado de la mano con su nueva novia. Su marido la mira y Maribel siente que lo hace con admiración. Ella le sonríe e inclina la cabeza en señal de reconocimiento. Maribel ha usado ese día su perfume favorito, que apenas utiliza porque el bote le costó sus buenos trescientos euros. Olfatea su muñeca y el aroma que le llega le

hace sentir contenta y tranquila. Nota que la nueva novia de su marido ha girado la cabeza y la mira. Maribel visualiza su escudo psíquico y no siente celos ni resentimiento. Maribel siente compasión por la nueva novia porque ¡menuda perla se ha llevado la chica sin tener ni idea de lo que se lleva! Maribel sonríe a la novia, también, y mueve la cabeza en un saludo, la novia le devuelve el saludo. Maribel se siente tranquila, no piensa en el pasado, se concentra en lo que sucede en la grada. El partido acaba y Maribel, tranquila y contenta, avanza hacia dónde están su marido y su novia para saludar.

9. El día anterior Maribel se ha entrenado con su escudo psíquico. Llega al partido con su vestido azul favorito, que le sienta maravillosamente, tras haber acudido a la peluquería para que la peinen y maquillen. Sabe que está guapa. Maribel llega al partido y se sienta en la grada. Dos asientos más adelante ve a su ex, agarrado de la mano con su nueva novia. Su marido la mira y Maribel siente que lo hace con admiración. Ella le sonríe e inclina la cabeza en señal de reconocimiento. Maribel ha usado ese día su perfume favorito, que apenas utiliza porque el bote le costó sus buenos trescientos euros. Olfatea su muñeca y el aroma que le llega le hace sentir contenta y tranquila. Nota que la nueva novia de su marido ha girado la cabeza y la mira. Maribel visualiza su escudo psíquico y no siente celos ni resentimiento. Maribel siente compasión por la nueva novia porque ¡menuda perla se ha llevado la chica sin tener ni idea de lo que se lleva! Maribel sonríe a la novia, también, y mueve la cabeza en un saludo, la novia le devuelve el saludo. Maribel se siente tranquila, no piensa en el pasado, se concentra en lo que sucede en la grada. El partido acaba y Maribel, tranquila y contenta, avanza hacia dónde están su marido y su novia para saludar. Supone que no se lo esperan, pero está harta de asumir el papel de víctima doliente, siente que ese vestido se le ha quedado pequeño.

10. El día anterior Maribel se ha entrenado con su escudo psíquico Llega al partido con su vestido azul favorito, que le sienta maravillosamente, tras haber acudido a la peluquería para que la peinen y maquillen. Sabe que está guapa. Maribel llega al partido y se sienta en la grada Dos asientos más adelante ve a su ex, agarrado de la mano con su nueva novia. Su marido la mira y Maribel siente que lo hace con admiración. Ella le sonríe e inclina la cabeza en señal de reconocimiento. Maribel ha usado ese día su perfume favorito, que apenas utiliza porque el bote le costó sus buenos trescientos euros. Olfatea su muñeca y el aroma que le llega le hace sentir contenta y tranquila. Nota que la nueva novia de su marido ha girado la cabeza y la mira. Maribel visualiza su escudo psíquico y no siente celos ni resentimiento. Maribel siente compasión por la nueva novia porque ¡menuda perla se ha llevado la chica sin tener ni idea de lo que se lleva! Maribel sonríe a la novia, también, y mueve la cabeza en un saludo, la novia le devuelve el saludo. Maribel se siente tranquila, no piensa en el pasado, se concentra en lo que sucede en la grada. El partido acaba y Maribel, tranquila y contenta, avanza hacia dónde están su marido y su novia para saludar. Supone que no se lo esperan, pero está harta de asumir el papel de víctima doliente, siente que ese vestido se le ha quedado pequeño. Llega hasta ellos, les saluda con amabilidad, les estrecha las manos y comentan el partido. Y después se dirige hacia la entrada de los vestuarios. Quiere felicitar a su hija y compartir ese momento de felicidad sin pensar en el pasado.

Este ejemplo es real y Maribel escribió todas estas versiones. Finalmente, la situación transcurrió casi exactamente como ella había previsto. Su marido y la novia estaban colocados más lejos de lo que ella había previsto, y casi no podía verlos. Pero se los encontró a la salida, estuvo encantadora y se hizo una foto con ellos. Me dijo que, obviamente, ni el marido ni la nueva esperaban encontrarla tan tranquila y que a la nueva se la veía muy nerviosa, que casi tartamudeaba al hablar.

Escribe la historia que tú quieras, anticípate a cualquier situación estresante que creas que vas a vivir (pedir un aumento de sueldo, por ejemplo, o cenar en familia con el cuñado que no aguantas). Recuerda que en las diferentes versiones de la historia tienes que apuntar cosas que te harán sentir más tranquila o tranquilo, pero que dependan exclusivamente de ti.

Es Maribel la que ha visualizado un escudo psíquico, la que ha ido a la peluquería, la que se ha puesto un perfume que le gusta mucho, la que ha sido amable y ha sonreído a la nueva novia, la que ha mantenido la calma.

No puedes incluir nada que tú no puedas conseguir. No valdría decir que Maribel liga con un señor guapísimo en las gradas o algo por el estilo. Tienen que ser cosas que solo dependan de ella.

Recuerda que debes escribir la historia una y otra vez, hasta diez veces. Añadiendo en cada versión una, dos, tres líneas más, hasta que la última versión tenga un final feliz y esperanzador. El hecho de repetir una y otra vez las versiones es el que te lleva a la habituación. Y por tanto, a la disminución de la ansiedad.

AFIRMACIONES POSITIVAS, CONTROL DE LA RESPIRACIÓN Y MEDITACIÓN GUIADA

DÍA 28

En estas páginas te voy a proporcionar algunas claves prácticas para acabar definitivamente con tus crisis de ansiedad o tus pensamientos ansiosos.

Pero debes ser constante.

Estas cuatro claves son:

- las afirmaciones positivas
- el control de la respiración
- la detención del pensamiento
- la meditación guiada (que se incluye en el día 29).

Cuando digo que seas constante me refiero a que dediques diez minutos diarios a aprender a controlar la respiración. La mayoría de la gente lo hace cuando se levanta. Otros lo hacen antes de dormir, porque definitivamente ayuda a conciliar el sueño.

Si lo haces a diario, verás que al cabo de un mes podrás controlar la respiración instintivamente en cuanto lo desees.

En cuanto a la meditación guiada, si bien puedes usar cualquier tipo de meditaciones guiadas en YouTube, te voy a enseñar a hacer la tuya propia. Porque tiene dos trucos.

Primer truco: Crear una meditación con tu propio nombre. Insisto mucho en el texto en que reiteres tu propio nombre, porque eso te va a ayudar a convencerte de que puedes hacerlo.

Segundo truco: Usar un objeto para conectar con esa sensación de calma que te trae la meditación guiada, con ese espacio mental seguro y protegido que vamos a crear dentro de nosotras. Se llama anclaje, y no tiene misterio ninguno. No tiene nada de esotérico, es simple psicología conductista. Vamos a asociar la meditación a un objeto, de forma que cada vez que te encuentres mal te bastará tocar el objeto para sentirte mejor por un simple sistema de condicionamiento estímulo-respuesta.

LAS AFIRMACIONES POSITIVAS

Mira las afirmaciones positivas que has ido escribiendo desde que empezamos este viaje. Llévalas siempre contigo y, en cualquier ocasión en la que te encuentres ansiosa, saca el papel y reléelo en voz alta si puedes (obviamente, si la ansiedad te entra en el metro, lo tendrás que leer en voz baja, pero intenta hacerlo en voz alta y con un tono pausado).

EL CONTROL DE LA RESPIRACIÓN

El control de la respiración es muy importante para controlar y aplacar un ataque de ansiedad. No podemos olvidar que esta respuesta de nuestra mente ante la percepción de un peligro es física y orgánica.

Por tanto, podemos empezar regulando la respiración para controlar el aceleramiento cardíaco.

Así que es importante que hagas un ejercicio:

> Siéntate tranquila en un sitio en el que te encuentres a gusto.
>
> - Toma aire a lo largo de 4 segundos (cuenta despacio hasta cuatro en tu cabeza).
> - Retén ese aire durante 7 segundos (cuenta despacio hasta siete en tu cabeza).
> - Exhala durante 8 segundos (lo mismo, cuenta despacio hasta ocho en tu cabeza).

Hazlo cada diez minutos, aproximadamente, de manera que cuando sientas ansiedad puedas controlar tu respiración.

La forma de respirar nos ofrece pistas sobre hacia dónde se dirigen los pensamientos y los cambios que se producen en el estado emocional. La ansiedad se asocia a una respiración entrecortada y jadeante, de ciclo corto, lo que impide el adecuado recambio de oxígeno, porque el anhídrido carbónico permanece en el interior del organismo y también en el cerebro. Una respiración lenta y profunda, inspirando nasalmente y exhalando por la boca, permite el recambio del oxígeno, facilitando la expulsión de anhídrido carbónico.

El control de la respiración 4-7-8, que se basa en una antigua técnica yóguica llamada *pranayama*, tiene como objetivo reducir la ansiedad y facilitar el sueño (Russo *et al.*, 2017). A corto plazo la respiración lenta reduce el consumo de oxígeno, la frecuencia cardiaca y la presión arterial, aumenta la amplitud de las ondas theta y delta (que indican un tono parasimpático predominante), disminuye la actividad simpática y mejora el equilibrio simpatovagal (Chinagudi *et al.*, 2014). Además, a largo plazo la respiración lenta reduce el riesgo de desarrollar enfermedades cardiovasculares y diabetes mellitus tipo 2 y mejora la función pulmonar (Jerath *et al.*, 2006; Russo *et al.*, 2017).

En consecuencia, se trata de una manera eficaz de controlar la ansiedad y de eliminar las respuestas erróneas asociadas al estrés.

Las respiraciones profundas –como las utilizadas en la técnica 4-7-8– son útiles para combatir la ansiedad, porque ayudan a fortalecer la conexión entre la mente y el cuerpo. Al ralentizar la respiración y concentrarse plenamente en las respiraciones, el sistema nervioso parasimpático se activa.

A su vez, el cuerpo se ve inundado por una ola de relajación. A medida que el cuerpo se relaja, la mente, obligada a concentrarse en la mecánica de la respiración, puede descansar de su constante remolino de preocupaciones.

Cuando se trata de manejar la ansiedad y el estrés de una manera holística, la respiración 4-7-8 es difícil de superar. Es uno de los mejores ejercicios de respiración para esto.

Repito: La respiración 4-7-8 es un ejercicio de respiración profunda que puede realizarse en cualquier momento y lugar. Esencialmente, la técnica sigue este patrón de respiración lenta:

Paso 1 - Inspirar hasta la cuenta de cuatro: Cierra la boca e inhala tranquilamente por la nariz hasta contar mentalmente hasta cuatro.

Paso 2 - Mantener la respiración hasta la cuenta de siete: Aguanta la respiración mientras cuentas hasta siete.

Paso 3 - Exhala hasta contar ocho. Exhala por la boca, haciendo un sonido de silbido mientras cuentas hasta ocho. Exhala completamente.

Lo vuelvo a explicar, a riesgo de ponerme pesada, para que lo entiendas bien:

Repite tres veces, cuatro ciclos, dos veces al día.

Repite el proceso tres veces más, hasta completar un total de cuatro ciclos de respiración.

No olvides que:

- Mantener la proporción de cuatro, luego siete y luego ocho es más importante que el tiempo que pasas en cada fase.
- Has de intentar realizarlo en cuatro ciclos, dos veces al día.
- Debes practicar la respiración a diario.
- A medida que progreses, el ciclo puede aumentarse a ocho veces seguidas (en lugar de cuatro).

LA PARADA DE PENSAMIENTO

La técnica de la parada del pensamiento consiste en lo siguiente:

- Detecta que estás teniendo un pensamiento intrusivo (recuerda: viene solo y te hace sentir mal) o una distorsión cognitiva.
- Entiende lo que te hace sentir: ponle nombre a esa emoción.
- Decide voluntariamente que no quieres pensar en ello.
- Activa una palabra o un gesto para parar el pensamiento.
- Piensa o haz otra cosa.
- Repite el proceso cuantas veces sea necesario hasta extinguir el pensamiento.

La parada del pensamiento básicamente consiste en activar un estímulo más fuerte que el propio pensamiento intrusivo. Y así detenerlo de raíz antes de que se elabore en tu cabeza y comience la rumiación. Una vez se elabora es más difícil dejar de pensar en ello, porque la atención es al pensamiento lo que la luz a la polilla. Por lo tanto, pensamiento intrusivo detectado, pensamiento extinguido.

Cómo lo vamos a hacer:

Debes repetirte a ti misma: Cuando venga una distorsión cognitiva o un pensamiento intrusivo desagradable, podré detenerla diciendo "stop".

(Si haces la meditación guiada que te explico en el día 30, puedes incluir este comando en tu meditación).

Es muy importante que inmediatamente que detectemos un pensamiento negativo, automáticamente lo detengamos. *Ipso facto*, sin contemplaciones, sin reparos, sin miedo.

Hay personas que se acostumbran a llevar una goma elástica en la muñeca, para pegarse un gomazo en un momento dado, de forma que, cuando empiezan a rumiar pensamientos intrusivos, estiran de la goma y dicen "stop".

Todas esas estrategias sirven para cortar radicalmente el ciclo de pensamiento, para dejar de prestarle atención y para, en ese preciso instante, decidir hacer o pensar en otra cosa.

POSIBLES INCONVENIENTES

Experimentar una sensación desagradable al intentar dejar de pensar en ello.

Quizá experimentes algo parecido a la culpabilidad o preocupación por no querer pensar en algo negativo que tu mente considera muy importante. Tolera esa sensación y trasciéndela, supérala, entiende que es parte del proceso, que las primeras veces que intentes la parada no será un éxito absoluto, que hace falta práctica.

El pensamiento vuelve con más fuerza.

Repito: las primeras veces que intentes la parada no será un éxito absoluto, hace falta práctica. Es normal que suceda. Llevas mucho tiempo acostumbrada a tus distorsiones, y no van a desaparecer así como así. Vuelve a activar la palabra o el gesto clave incansablemente, cuantas veces sean necesarias.

Creo que si no pienso en ello va a pasar algo malo.

Si piensas durante todo lo que resta de año, varias horas al día, en que te toque el próximo gordo de la lotería de Navidad, no te toca. Y si te toca, me llamas inmediatamente. No, no va a pasar nada.

No puedo concentrarme en pensar en otra cosa.

Suele suceder. Si no puedes, ponte los auriculares y elige una canción que te guste mucho y que te sepas de memoria. Si estás sola, cántala en alto.

Te vas a reír, yo uso la sintonía de *La Abeja Maya*.

Recuerda: *No hay problema que no solucione Maya.*

Ha funcionado: se ha disipado lo que me preocupaba, pero mi mente quiere recuperarlo.

Aparece la duda: ¿Sería algo realmente importante?

No, nunca lo es. No le prestes atención a esta nueva distorsión. Regresa a la abeja Maya y a su mundo sin maldad.

Lo logro, pero el pensamiento regresa.

Vuelve a utilizar la técnica tantas veces como haga falta.

¿Cuándo tendré que dejar de hacerlo, eso de parar el pensamiento?

Nunca. Pero tenemos una buena noticia: cuanto más practiques, menos lo necesitarás. Si utilizas la técnica durante unos meses, cada vez tendrás que hacerlo menos, porque de la misma manera que adquieres destreza a la hora de parar pensamientos, también estarás eliminando los caminos neuronales que creaste en torno a lo obsesivo. Los caminos neuronales surgen cuando se crea una “sinapsis”, esto es, una conexión eléctrica entre neuronas, un proceso en el que dentro de una neurona se crea una reacción química que da como resultado una corriente eléctrica. La corriente eléctrica se denomina “impulso nervioso”, y este impulso viaja desde una neurona a otra. Si repites un pensamiento muchas veces, creas un camino neuronal, un pensamiento que se activa muy rápidamente. Como cada uno contamos con aproximadamente cien mil millones de neuronas, el cerebro va estableciendo caminos neuronales desde la etapa prenatal y conformando un “cableado” único en cada ser humano. Pero con el tiempo y la práctica de la parada de pensamiento, puedes ir deshaciendo esos caminos neuronales, esas asociaciones de pensamiento.

LA MEDITACIÓN GUIADA

1. Escoge un objeto que lleves siempre contigo (yo, por ejemplo, llevo siempre colgada la medalla de mi madre).

   Vale medalla, anillo, talismán que te puedas colgar de una cinta en la muñeca, algo que puedas enganchar al llavero.

2. Escoge una música que te tranquilice mucho.

   Es importante que no tenga letra. Si no tienes a mano ese tipo de música, o ninguno de tus temas favoritos de música clásica o instrumental, usa esta música:

   https://www.youtube.com/watch?v=WPyEEJDRpls

3. Bien, vamos a grabar una meditación guiada.

   Antes de empezar, me gustaría recordarte que la atención plena es la focalización de la atención en el momento presente. Es una cualidad natural de la mente humana que nos invita a estar presentes en nuestra experiencia y a sentir lo que esté sucediendo momento a momento y sin juzgar.

   Con la práctica de la atención plena conseguimos focalizar, centrándonos en lo que está sucediendo aquí y ahora, aceptándolo abiertamente sin intentar cambiar nada.

   Nos concentramos en lo que sucede en nuestro alrededor, en nuestro cuerpo y en nuestra mente. Renunciando al ruido y a las distracciones.

   Bien, escoge un lugar en el que sepas que no te van a molestar en diez minutos.

   Pon la música de fondo.

4. Sobre esa música de fondo, y con el objeto en la mano, vas a grabar el texto que te voy a poner a continuación.

   Lo tienes que grabar en un tono exageradamente lento y calmado. Ensaya primero si es necesario.

5. Aquí va el texto que vas a grabar.

   ... (tu nombre)

   Te hablo de ti a ti misma, para ayudarte a conectar con el momento presente y a encontrar la calma siempre que la necesites.

   Quiero que te coloques de forma cómoda.

   Estás sentada.

   Intenta mantener la espalda recta y los dos pies posados en el suelo (si quieres hacerlo tumbada, también puedes hacerlo así).

   Poco a poco, a tu ritmo, cierra los ojos y céntrate en ti misma.

   ... (tu nombre)

   Céntrate en ti misma.

   Sintiendo tu presencia en el lugar donde te encuentres.

   Percibe la postura en la que estés.

   Nota la posición de tus brazos, de tus piernas, de tus pies y de tus manos.

   Siente todo tu cuerpo reposando, siente relajados los músculos de la cara, nota los músculos alrededor de tus ojos cerrados.

   Date cuenta de cómo, al cerrar los ojos, tus sentidos se agudizan y escuchas cosas en las que normalmente no habrías reparado.

   Tómate unos momentos para poner atención a los sonidos que escuchas.

   ... (tu nombre)

Tómate unos momentos para poner atención a los sonidos que escuchas.

Tómate unos momentos para poner atención a los sonidos que escuchas.

Tómate unos momentos para poner atención a los sonidos que escuchas.

(Tres veces)

El silencio está cargado de pequeños sonidos y ahora tú los estás escuchando todos.

Desde el sonido de tu respiración hasta el zumbido de algún electrodoméstico.

Incluso te llegan los pequeños ruidos de la calle.

Ahora quiero que prestes atención a los sonidos de tu respiración.

Siente tu respiración.

Siente cómo el aire entra y sale por tu nariz.

Puedes notar que al entrar el aire se siente un poco más frío que cuando sale, siente esa diferencia de temperatura.

Concéntrate en ella.

Concéntrate en esa diferencia de temperatura, concéntrate en esa diferencia de temperatura y vas a notar cómo cada vez estás más calmada.

... *(tu nombre)*

Más calmada, más calmada, más calmada, más calmada, más calmada, más calmada, más calmada, más calmada, más calmada, más calmada.

(Repite "más calmada" diez veces).

Ahora

... (tu nombre)

Respira.

Nota los músculos de tu vientre al respirar y el ritmo de tu respiración, sin alterarlo, solo con atención a lo que ocurre.

Conforme inhales, permite que tu estómago se expanda de manera que el aire llegue a la parte baja de los pulmones.

A medida que los espacios superiores de los pulmones empiezan a llenarse de aire, el pecho se eleva y el estómago baja.

Puede que te distraigas con tus pensamientos, pero no te preocupes: obsérvalos y déjalos ir.

Quizá puedas darte un momento para ver adónde te lleva y comprobar hacia dónde se ha ido tu mente.

Y entonces, sin emitir ningún juicio, deja ir a tus pensamientos y devuelve la atención a tu respiración.

Si te distraes, regresa a tu respiración.

Sin luchar contra las imágenes mentales, déjalas fluir en tu mente.

No te aferres a ellas, pero tampoco te resistas ni te esfuerces en que desaparezcan.

Tómate unos minutos para enfocarte completamente en tu respiración.

Inhala y exhala.

Siente calma, calma, calma, calma, calma, calma, calma, calma, calma.

... (tu nombre)

Vuelve a enfocar tu atención en los sonidos que recibes y tómate un momento para darte cuenta de lo que estás escuchando.

Ahora céntrate de nuevo en tu cuerpo y devuelve toda tu atención a las sensaciones corporales.

Nota la posición de tus pies, de tus brazos y de tu abdomen.

De tu espalda, de tus hombros, de tu cabeza.

E imagínate observándote desde fuera de tu cuerpo, mírate a ti misma levitando.

Y, cuando estés lista, vamos a bajar...

Vamos a bajar a lo más profundo de tu subconsciente.

Ahora

... (tu nombre)

Vamos a bajar hacia abajo.

Nueve ... Sientes calma

Ocho ... Sientes calma

Siete ... Sientes calma

Seis-... Sientes calma

Cinco ... Sientes calma

Cuatro ... Sientes calma

Tres ... Sientes calma

Dos ... Sientes calma

Uno ... Sientes calma

Cero ... Sientes calma

Ahora que estás en lo más profundo de ti, en tu centro seguro, en tu refugio de calma, quiero recordarte algo:

... (tu nombre)

Eres fuerte y tienes poder sobre ti misma.

Y, a partir de ahora...

Aquí introduce el comando que quieras, por ejemplo: *"Vas a olvidar a tu ex y vas a vivir una vida plena y feliz", "Vas a ser invulnerable a los ataques de tu familia", "Vas a ser una persona feliz que deja atrás las crisis de ansiedad", "Cada día te vas a sentir más feliz contigo misma".*

Introduce todas las afirmaciones positivas que quieras. "Vas a ser fuerte", "Vas a estar serena y en paz", "Vas a sentirte a gusto contigo misma".

Recuerda: Los comandos siempre en positivo y abstractos.

Abstractos: Cosas referidas a tu estado mental. No puedes decir: "Vas a encontrar el amor de tu vida" o "Vas a encontrar la casa en la playa que estamos buscando".

Siempre en positivo. Hay que decir: "Vas a ser una persona feliz que deja atrás las crisis de ansiedad". Y no hay que decir: "No vas a vivir más crisis de ansiedad".

Y cada vez que toques (aquí menciona el objeto que has elegido, la medalla, el anillo, lo que sea), *vas a volver a conectar con este momento de extrema relajación y te convertirás en una fortaleza invulnerable porque*

Solo tú (... tu nombre) tienes poder sobre ti.

Ahora vuelve a contar hacia arriba.

Uno ... Sientes control

Dos ... Sientes control

Tres ... Sientes control

Cuatro ... Sientes control

Cinco ... Sientes control

Seis ... Sientes control

Siete ... Sientes control

Ocho ... Sientes control

Nueve ... Sientes control

Diez ... Sientes control

Y ahora que estás en control sobre ti misma,

... (tu nombre)

Lentamente, muy lentamente, vamos a regresar al mundo exterior.

Vuelve a enfocar tu atención en los sonidos que te recibes y tómate un momento para darte cuenta de lo que estás escuchando.

Ahora céntrate de nuevo en tu cuerpo y devuelve toda tu atención a las sensaciones corporales.

Nota la posición de tus pies, de tus brazos y de tu abdomen.

De tu espalda, de tus hombros, de tu cabeza,

y cuando estés lista vas a volver a la vida real,

con calma y con control de ti misma.

¿Estás preparada... (tu nombre)?

Abre los ojos.

Grábate esta meditación y escúchala con auriculares antes de dormir. Todas las noches si te hace falta. No importa si te quedas dormida escuchándola, tanto mejor.

Lo que hemos creado es un anclaje Una asociación estímulo-respuesta entre un objeto y la sensación.

Cada vez que te sientas mal, cierra los ojos, toca el objeto y repite mentalmente:

"Solo tú ... (Eva, Fernanda, Georgia, Aroa... tu nombre) tienes poder sobre ti. Estás en calma y estás en control".

Verás cómo, tocando el objeto, inmediatamente te quedas calmada.

Si tienes una amiga actriz o a alguien con una voz muy bonita, pídele que te grabe la meditación, pero creo que es más efectiva si es tu propia voz.

Por supuesto, cuando escuches la meditación tienes que controlar la respiración, tal y como te he enseñado a hacerlo.

Es mucho más efectivo si grabas tu propia meditación guiada, porque puedes introducir tu nombre, y los comandos que quieras y necesites.

Es más fácil que entres en un estado de calma si se repite tu nombre.

Pero recuerda que tienes que hablar en un tono muy pausado, muy lento, muy dulce.

DESPEDIDA Y CIERRE

El fin de semana pasado (pasado desde el momento en el que escribo esto, no desde el momento en el que tú lo lees), estuve en un festival artístico en Barcelona. Entre las asistentes había una chica muy guapa que venía con su marido. El marido era alto, carismático y mayor que ella, y no parecía exactamente su padre, pero sí que se intuía que había adoptado un rol de tal. Era él quien nos contaba cómo había empezado ella a pintar, era él que hablaba de sus obras, era él quien iba siempre por delante de ella.

Cuando caminaban por la calle iban cogidos de la mano y la actitud que ella adoptaba recordaba a la de una niña pequeña que fuera paseando de la mano de su papá.

En la única ocasión en la que ambas nos quedamos a solas (porque su marido había ido a pedir una cerveza a la barra), ella me dijo que la habían invitado a otro festival de arte, pero que tenía que hablar en público y que sentía pánico a hacerlo. La mera idea de pensarlo hacía que le dieran sudores fríos y taquicardias.

Lo de tener miedo a hablar en público es una de las fobias más típicas y fáciles de entender. Obviamente es una fobia porque esa persona no tenía ningún problema en el aparato fonador, ni nada que le impidiera hablar en público, de la misma manera que me estaba hablando a mí en privado. Por lo tanto, es obvio que todo estaba en su cabeza y que solo era cuestión de buscar su creencia limitante.

Hablamos un poco de su infancia. Su padre trabajaba fuera de casa y su madre dentro de ella. Ella tenía una hermana. A mediodía y de noche, cuando acababan de comer o de cenar, las tres mujeres de la casa se levantaban y recogían la mesa. Y luego fregaban los platos y limpiaban la cocina, mientras que el padre se iba al salón a ver la tele. Los fines de semana ellas tres eran las encargadas de limpiar la casa, mientras que el padre se iba al casino a jugar con sus amigos. Siempre había sido más o menos así, y ella decía que, a ojos modernos, lógicamente, esto podía parecer muy raro, pero que su infancia había sido muy feliz.

Sí que su infancia fue feliz, pero ¿qué introyectó ella? Introyectó la idea limitante de que son los hombres los que tienen que dar la cara en el mundo exterior y que las mujeres deben quedar relegadas a la esfera doméstica. No era una idea consciente, ella no se daba cuenta de que la albergaba.

Pero sí era una idea que se traducía en una serie de distorsiones cognitivas:

- Catastrofización: "No podré hablar, me bloquearé".
- Etiquetado: "No soy buena para hablar en público, soy demasiado tímida".
- Pensamiento en blanco y negro: "Me quedo trabada al hablar en público, nunca lo conseguiré".
- Debería: "Debería ser más resolutiva o apuntarme a algún curso".
- Culpa: "La culpa la tengo yo, que no me esfuerzo".
- Filtraje: Esas veces que solo nos quedamos con las cosas negativas y somos incapaces de detectar y filtrar todos los aspectos positivos. Además, estos pensamientos negativos se magnifican, creyendo que la situación es mucho más terrible que lo que en realidad es. En su caso, su distorsión de filtraje se traducía en "Va a salir todo fatal, voy a quedar fatal ante el festival, si les digo que sí, voy a hacer el ridículo, pero si les digo que no, se va a correr la voz de que soy una maleducada y nunca más me llamarán a ningún festival...".

Todas estas distorsiones cognitivas partían de una sola creencia limitante: Las mujeres no deben exponerse a la esfera pública.

Esta creencia limitante partía a su vez de lo que había aprendido en casa.

Y esta creencia limitante se traducía en distorsiones cognitivas que a su vez le creaban ansiedad.

Si todo ha ido bien durante este curso, habrás identificado cuáles son las creencias limitantes que te llevan a desarrollar distorsiones cognitivas, que a su vez te llevan a desarrollar ansiedad.

Y también habrás sido capaz de ver desde dónde llegan, cómo las aprendiste en tu infancia o en tu adolescencia.

Una vez que lo sabes, cuentas con métodos para librarte de esas distorsiones cognitivas como son:

- Parada de pensamiento
- Respiración cuatro-siete-ocho
- La meditación guiada
- El escudo psíquico
- El muro de afirmaciones.

Sí practicas la respiración cada mañana y escuchas la meditación guiada antes de dormir, si creas un muro de afirmaciones que puedas poner en cualquier pared de tu casa, si visualizas cada día un escudo psíquico y eres capaz de recurrir a él cuando te encuentras mal, y si practicas la parada de pensamiento cada vez que entres en una distorsión cognitiva, casi con seguridad en pocos meses te sentirás mucho mejor.

Pero debes ser constante.

> Te sugiero que hagas dos listas y que apuntes en un papel todos los buenos propósitos que deseas conseguir y en otro todo aquello de lo que te quieras librar.
>
> Quema el papel que representa las cosas de las que te quieres librar.
>
> Y mete el papel con todo lo que deseas conseguir en un frasco al que le llamarás "el frasco de gratitud".

Deja tu frasco toda la noche a la luz de la luna.

Si puedes, incluye un cuarzo dentro del frasco.

Cierra el frasco de gratitud con su tapa, y ponle un lazo blanco o rosa.

Después escríbete una carta a ti misma.

Qué necesitas:

Una amiga o un amigo.

Una hoja en blanco y tu bolígrafo favorito (Elige el bolígrafo con el que te encuentres mejor, yo uso siempre un bolígrafo de gel. Usa también el color que te parezca más adecuado a tu personalidad, yo uso siempre uno violeta).

Un sobre y un sello.

Pasos:

1. Busca un espacio en el que vayas a estar sola. Si hace falta, vete a un parque. Puedes hacerlo en la playa o en la piscina.

   Escoge una música que te inspire (si estás en un parque, usa auriculares).

   Apaga tus dispositivos o pon el móvil en modo avión si vas a escuchar música desde el móvil. Apaga el móvil y la Tablet, escribe a mano.

2. Si estás en casa, siéntate en tu sofá favorito. Si estás en el parque, lleva alguna manta, toalla etc. que asocies a momentos bonitos. O compra una toalla de tu color favorito.

   Cierra los ojos.

   Intenta respirar de forma acompasada (No olvides la respiración 4-7-8).

   ¿Te acuerdas del escudo psíquico? Vuelve a visualizarlo.

Procura estar unos diez minutos como mínimo visualizándote dentro del escudo.

Repite "Estoy tranquila, estoy en calma, estoy en paz, estoy protegida". Como un mantra, una y otra vez.

3. Cuando estés lista, abre los ojos.

   Es el momento de ponerse a escribir.

   Mensajes de ánimo a ti misma ("Todo va a salir bien, eres fuerte, todo va a mejor").

   Cosas buenas que has conseguido (Recuerda que el solo hecho de haber tenido la fuerza para terminar todos los ejercicios ya es un logro).

   La lista de tu caja de herramientas:

   La lista de tus talentos (¿Te acuerdas del ejercicio en el que escribías sobre cosas que se te daban bien? Vuelve a recordarlas).

   Gente a la que quieres.

   Animales a los que quieres, si existen.

   Cosas que has aprendido este mes.

   Propósito para el mes que entra. Piensa en algo que quieras hacer y proponte conseguirlo (algo que esté dentro de tus posibilidades: hacer un viaje, tomar un curso de dibujo, quedar más con tus amigas... lo que se te ocurra).

   Finaliza escribiendo: "Querida, querido ... (tu nombre), te amo y siempre estaré aquí, para cuidarte y protegerte".

   Te pongo un ejemplo de carta a ti misma:

"Querida Lucía:

A veces piensas que no eres feliz, pero eso es relativo. Piensa en todo lo que has conseguido: has acabado la carrera, has sacado adelante a una hija maravillosa y tus dos perras están sanas y bien socializadas, incluso la pequeña, que cuando vino de la perrera estaba loca. Eres inteligente, perspicaz, empática, abierta a nuevas experiencias y responsable, y aunque hayas tenido cinco años muy duros desde el 2019, ahora empiezas a notar que las cosas están cambiando para bien. Recuerda que cuentas siempre conmigo, siempre. Siempre estoy a tu lado. Vivo dentro de ti y mi misión es cuidarte y protegerte. Yo soy tu mejor versión, tu yo superior y tu niña interior. Todo a la vez.

Querida Lucía, te amo y siempre estaré aquí para cuidarte y protegerte.

Lucía"

4. Mete la carta en el sobre y escribe tu dirección postal. Pega el sello.

   Dásela a tu amiga o amigo y pídele por favor que vaya a un buzón y la introduzca allí.

   Pero que no lo haga inmediatamente, que espere un mes.

5. Cuando la recibas será un momento muy, muy especial para ti.

   Te lo aseguro. En ese momento, abre tu frasco de gratitud. Lee lo que escribiste. Comprueba si se ha cumplido.

   Y, si se ha cumplido, por favor, deja un mensaje aquí...

Ojalá en un mes descubras que te encuentras mucho mejor y que encaras la vida con más ilusión, optimismo, seguridad y confianza.

Un placer haberte acompañado hasta aquí.

BIBLIOGRAFÍA

Andrade, J., May, J., Van Dillen, L., & Kavanagh, D. J. (2015). *Elaborated Intrusion Theory: Explaining the Costive and Motivational Basis of Desire*. En W. F. Hofmann L (Ed.), *The Psychology of Desire* (pp. 17-35). The Guilford Press.

Aristóteles. (2017). *Ética a Nicómaco* (Edición en español). CreateSpace Independent Publishing Platform.

Aronson, E. (1969). *The Theory of Cognitive Dissonance: A Current Perspective*. En Advances in Experimental Social Psychology (pp. 1-34). Elsevier.

Aronson, J., Cohen, G., & Nail, P. R. (2019). *Self-Affirmation Theory: An Update and Appraisal*. En Cognitive Dissonance: Reexamining a Pivotal Theory in Psychology (2a ed.) (pp. 159-174). American Psychological Association.

Austin, J. L. (2003). *Cómo Hacer Cosas Con Palabras: Palabras y Acciones*. Ediciones Paidós Ibérica.

Bandura, A. (1977). *Self-Efficacy: Toward a Unifying Theory of Behavioral Change*. Psychological Review, 84(2), 191-215. https://doi.org/10.1037/0033-295x.84.2.191

Bandura, A. (1986). *Social Foundations of Thought and Action: A Social Cognitive Theory*. Prentice-Hall.

Bandura, A. (1997). *Self-Efficacy: The Exercise of Control*. W H Freeman/Times Books/Henry Holt & Co.

Bandura, Albert. (1978). *Self-Efficacy: Toward a Unifying Theory of Behavioral Change*. Advances in Behaviour Research and Therapy, 1(4), 139-161. https://doi.org/10.1016/0146-6402(78)90002-4

Bandura, Albert (Ed.). (2012). *Self-Efficacy in Changing Societies*. Cambridge University Press.

Bandura, Albert, Freeman, W. H., & Lightsey, R. (1999). *Self-Efficacy: The Exercise of Control*. Journal of Cognitive Psychotherapy, 13(2), 158-166. https://doi.org/10.1891/0889-8391.13.2.158

Bayer, U. C., & Gollwitzer, P. M. (2007). *Boosting Scholastic Test Scores by Willpower: The Role of Implementation Intentions*. Self and Identity: The Journal of the International Society for Self and Identity, 6(1), 1-19. https://doi.org/10.1080/15298860600662056

Beck, A. T. (1963). *Thinking and Depression: I. Idiosyncratic Content and Cognitive Distortions*. Archives of General Psychiatry, 9(4).

Beck, Aaron T., Rush, A. J., Shaw, B. F., & Emery, G. (1987). *Cognitive Therapy of Depression*. Guilford Publications.

Beck, J. S. (2005). *Cognitive Therapy for Challenging Problems: What to Do When the Basics Don't Work*. Guilford Press.

Beck, J. S. (2011). *Cognitive Behavior Therapy: Basics and Beyond*. Guilford Press.

Beilock, S. L., & Ramirez, G. (2011). *Practical Implications of Test Anxiety Tools—Response*. Science (New York, N.Y.), 332(6031). https://doi.org/10.1126/science.332.6031.792-a

Bernstein, A., Hadash, Y., Lichtash, Y., Tanay, G., Shepherd, K., & Fresco, D. M. (2015). *Decentering and Related Constructs: A Critical Review and Metacognitive Processes Model*. Perspectives on Psychological Science: A Journal of the Association for Psychological Science, 10(5), 599-617. https://doi.org/10.1177/1745691615594577

Bhatia, S. (2002). *Acculturation, Dialogical Voices and the Construction of the Diasporic Self.* Theory & Psychology, 12(1). https://doi.org/10.1177/0959354302121004

Blankert, T., & Hamstra, M. R. W. (2017). *Imagining Success: Multiple Achievement Goals and the Effectiveness of Imagery.* Basic and Applied Social Psychology, 39(1). https://doi.org/10.1080/01973533.2016.1255947

Blazhenkova, O., & Kozhevnikov, M. (2009). *The New Object-Spatial-Verbal Cognitive Style Model: Theory and Measurement.* Applied Cognitive Psychology, 23(5). https://doi.org/10.1002/acp.1473

Brinthaupt, T. M., & Dove, C. T. (2012). *Differences in Self-Talk Frequency as a Function of Age, Only-Child, and Imaginary Childhood Companion Status.* Journal of Research in Personality, 46(3). https://doi.org/10.1016/j.jrp.2012.03.003

Burton, N. (2011). *The Meaning of Madness: A Critical Guide to Mental Health and Illness.* Ataraxia.

Cascio, C. N., O'Donnell, M. B., Tinney, F. J., Lieberman, M. D., Taylor, S. E., Strecher, V. J., & Falk, E. B. (2016). *Self-Affirmation Activates Brain Systems Associated with Self-Related Processing and Reward and Is Reinforced by Future Orientation.* Social Cognitive and Affective Neuroscience, 11(4). https://doi.org/10.1093/scan/nsv136

Cheavens, J. S., & Guter, M. M. (2018). *The Oxford Handbook of Hope* (M. W. Gallagher & S. J. Lopez, Eds.). Oxford University Press.

Chinagudi, S., Badami, S., Herur, A., Patil, S., Gv, S., & Ankad, R. (2014). *Immediate Effect of Short Duration of Slow Deep Breathing on Heart Rate Variability in Healthy Adults.* National Journal of Physiology, Pharmacy and Pharmacology, 4(3). https://doi.org/10.5455/njppp.2014.4.06052014

Chung, C., & Pennebaker, J. (2007). *The Psychological Functions of Function Words.* En Social Communication.

Cohen, G. L., & Sherman, D. K. (2014). *The Psychology of Change: Self-Affirmation and Social Psychological Intervention.* Annual Review of Psychology.

Cohen, Geoffrey L., Garcia, J., Purdie-Vaughns, V., Apfel, N., & Brzustoski, P. (2009). *Recursive Processes in Self-Affirmation: Intervening to Close the Minority Achievement Gap.* Science (New York, N.Y.), 324(5925). https://doi.org/10.1126/science.1170769

Conner, T., & Barrett, L. F. (2005). *Implicit Self-Attitudes Predict Spontaneous Affect in Daily Life.* Emotion (Washington, D.C.), 5(4). https://doi.org/10.1037/1528-3542.5.4.476

Cowden RG, & Meyer-Weitz A. (2016). *Self-Reflection and Self-Insight Predict Resilience and Stress in Competitive Tennis.* Social Behavior and Personality, 44(7). https://doi.org/10.2224/sbp.2016.44.7.1133

Czamanski-Cohen, J., & Weihs, K. L. (2016). *The Bodymind Model: A Platform for Studying the Mechanisms of Change Induced by Art Therapy.* The Arts in Psychotherapy, 51. https://doi.org/10.1016/j.aip.2016.08.006

Damasio, A. R., Tiercelin, C., & Larsonneur, C. (1999). *Le Sentiment Même de Soi: Corps, Émotion, Conscience.* Édition: Coll. Sciences.

Decety, J., & Grèzes, J. (2006). *The Power of Simulation: Imagining One's Own and Other's Behavior.* Brain Research, 1079(1). https://doi.org/10.1016/j.brainres.2005.12.115

Decety, J., & Sommerville, J. A. (2003). *Shared Representations Between Self and Other: A Social Cognitive Neuroscience View.* Trends in Cognitive Sciences, 7(12). https://doi.org/10.1016/j.tics.2003.10.004

Delgado, M. R., Locke, H. M., Stenger, V. A., & Fiez, J. A. (2003). *Dorsal Striatum Responses to Reward and Punishment: Effects of Valence and Magnitude Manipulations.* Cognitive, Affective & Behavioral Neuroscience, 3(1). https://doi.org/10.3758/cabn.3.1.27

Delgado, M. R., Nystrom, L. E., Fissell, C., Noll, D. C., & Fiez, J. A. (2000). *Tracking the Hemodynamic Responses to Reward and Punish-*

ment in the Striatum. Journal of Neurophysiology, 84(6). https://doi.org/10.1152/jn.2000.84.6.3072

DePasque, S., & Tricomi, E. (2015). *Effects of Intrinsic Motivation on Feedback Processing During Learning*. Neuroimage, 119. https://doi.org/10.1016/j.neuroimage.2015.06.046

DePasque Swanson, S., & Tricomi, E. (2014). *Goals and Task Difficulty Expectations Modulate Striatal Responses to Feedback*. Cognitive, Affective & Behavioral Neuroscience, 14(2). https://doi.org/10.3758/s13415-014-0269-8

DiMenichi, B. C., Lempert, K. M., Bejjani, C., & Tricomi, E. (2018). *Writing About Past Failures Attenuates Cortisol Responses and Sustained Attention Deficits Following Psychosocial Stress*. Frontiers in Behavioral Neuroscience, 12. https://doi.org/10.3389/fnbeh.2018.00045

DiMenichi, B. C., & Richmond, L. L. (2015). *Reflecting on Past Failures Leads to Increased Perseverance and Sustained Attention*. Journal of Cognitive Psychology (Hove, England), 27(2). https://doi.org/10.1080/20445911.2014.995104

Dunning, D. (2005). *Self-Insight: Roadblocks and Detours on the Path to Knowing Thyself*. Psychology Press.

Fazio, R. H., & Olson, M. A. (2003). *Implicit Measures in Social Cognition Research: Their Meaning and Use*. Annual Review of Psychology, 54(1). https://doi.org/10.1146/annurev.psych.54.101601.145225

Fernyhough, C. (2016). *The Voices Within: The History and Science of How We Talk to Ourselves*. Basic Books.

Freud, S. (2020). *Totem and Taboo: Resemblances Between the Psychic Lives of Savages and Neurotics*. Fv Editions.

Glucklich, A. (2018a). *A Search for Religious Experience*. Yale University Press.

Glucklich, A. (2018b). *A Search for Religious Experience*. Yale University Press.

Goleman, D. (2013). *La Inteligencia Emocional / Emotional Intelligence.* B de Bolsillo.

Gollwitzer, P. M. (1990). Action phases and mindsets. En E. T. Higgins & J. R. M. Sorrentino (Eds.).

Gollwitzer, P. M. (1996). *The Psychology of Action: Linking Cognition and Motivation to Behavior.* Guilford.

Gollwitzer, Peter M. (1999). *Implementation Intentions: Strong Effects of Simple Plans.* The American Psychologist, 54(7). https://doi.org/10.1037/0003-066x.54.7.493

Gollwitzer, Peter M., & Sheeran, P. (2006). *Implementation Intentions and Goal Achievement: A Meta□analysis of Effects and Processes.* En Advances in Experimental Social Psychology (pp. 69-119). Elsevier.

Gouldner, H. (1975). *The Nature of Human Values.* Social Forces; a Scientific Medium of Social Study and Interpretation, 53(4). https://doi.org/10.1093/sf/53.4.659

Gross, J. J., & Levenson, R. W. (1997). *Hiding Feelings: The Acute Effects of Inhibiting Negative and Positive Emotion.* Journal of Abnormal Psychology, 106(1). https://doi.org/10.1037/0021-843X.106.1.95

Guided Imagery: Reducing Anxiety, Depression, and Selected Side Effects Associated With Chemotherapy Mohammad J. (s. f.). (2019). *Clinical Journal of Oncology Nursing.*

Gwinn, C., & Hellman, C. (2019). *Hope Rising: How the Science of HOPE Can Change Your Life.* Morgan James Publishing.

Hajloo, N. (2014). *Relationships Between Self-Efficacy, Self-Esteem, and Procrastination in Undergraduate Psychology Students.* Iranian Journal of Psychiatry and Behavioral Sciences, 8(3), 42-49.

Hamann, S. B., Ely, T. D., Hoffman, J. M., & Kilts, C. D. (2002). *Ecstasy and Agony: Activation of the Human Amygdala in Positive and Negative Emotion.* Psychological Science, 13(2). https://doi.org/10.1111/1467-9280.00425

Harber, K. D., & Pennebaker, J. W. (1992). *Overcoming Traumatic Memories*. En S. A. En (Ed.), The Handbook of Emotion and Memory: Research and Theory. Lawrence Erlbaum Associates, Inc.

Heckhausen, H., & Gollwitzer, P. M. (1987). *Thought Contents and Cognitive Functioning in Motivational Versus Volitional States of Mind*. Motivation and Emotion, 11(2). https://doi.org/10.1007/BF00992338

Heeran, P., Milne, S. E., Webb, T. L., & Gollwitzer, P. M. (2005). *Implementation Intentions*. En M. Conner & P. Norman (Eds.), Predicting Health Behavior. Open University Press.

Hermans, H. J. M., & Kempen, H. J. G. (1993). *The Dialogical Self: Meaning as Movement*. Academic Press.

Hermans, Hubert J. M. (1996). *Voicing the Self: From Information Processing to Dialogical Interchange*. Psychological Bulletin, 119(1). https://doi.org/10.1037/0033-2909.119.1.31

Ionta, S., Gassert, R., & Blanke, O. (2011). *Multi-Sensory and Sensorimotor Foundation of Bodily Self-Consciousness – An Interdisciplinary Approach*. Frontiers in Psychology, 2. https://doi.org/10.3389/fpsyg.2011.00383

Jerath, R., Edry, J. W., Barnes, V. A., & Jerath, V. (2006). *Physiology of Long Pranayamic Breathing: Neural Respiratory Elements May Provide a Mechanism That Explains How Slow Deep Breathing Shifts the Autonomic Nervous System*. Medical Hypotheses, 67(3). https://doi.org/10.1016/j.mehy.2006.02.042

Jubraj, B., Barnett, N. L., Grimes, L., Varia, S., Chater, A., & Auyeung, V. (2016). *Why We Should Understand the Patient Experience: Clinical Empathy and Medicines Optimization*. International Journal of Pharmacy Practice, 24(5), 367-370. https://doi.org/10.1111/ijpp.12268

Kassels, S. (1991). *Transforming Imagery into Art: Kunzendorf*. En Mental Imagery. Plenum Press.

Klein, K., & Boals, A. (2001a). *Expressive Writing Can Increase Working Memory Capacity.* Journal of Experimental Psychology: General, 130(3). https://doi.org/10.1037/0096-3445.130.3.520

Klein, K., & Boals, A. (2001b). *The Relationship of Life Event Stress and Working Memory Capacity.* Applied Cognitive Psychology, 15(5). https://doi.org/10.1002/acp.727

Koestner, R., Lekes, N., Powers, T. A., & Chicoine, E. (2002). *Attaining Personal Goals: Self-Concordance Plus Implementation Intentions Equals Success.* Journal of Personality and Social Psychology, 83(1). https://doi.org/10.1037//0022-3514.83.1.231

Kosslyn, S., & Ochsner, K. (1994). *In Search of Occipital Activation During Visual Mental Imagery.* Trends in Neurosciences, 17(7). https://doi.org/10.1016/0166-2236(94)90059-0

Kozhevnikov, M., Motes, M. A., & Hegarty, M. (2007). *Spatial Visualization in Physics Problem Solving.* Cognitive Science, 31(4). https://doi.org/10.1080/15326900701399897

Kross, E., Vickers, B. D., Orvell, A., Gainsburg, I., Moran, T. P., & Boyer, M. (2017). *Third-Person Self-Talk Reduces Ebola Worry and Risk Perception by Enhancing Rational Thinking.* Health Psychology and Well-Being, 9. https://doi.org/10.1111/aphw.1210

Kuyken, W., & Moulds, M. L. (2009). *Remembering as an Observer: How is Autobiographical Memory Retrieval Vantage Perspective Linked to Depression?* Memory (Hove, England), 17(6). https://doi.org/10.1080/09658210902984526

Lacaille, J., Ly, J., Zacchia, N., Bourkas, S., Glaser, E., & Knäuper, B. (2014). *The Effects of Three Mindfulness Skills on Chocolate Cravings.* Appetite, 76. https://doi.org/10.1016/j.appet.2014.01.072

Lagarde, M. (1998). *Identidad Genérica y Feminismo.* Instituto Andaluz de la Mujer.

Leary, M. R. (2005). *Sociometer Theory and the Pursuit of Relational Value: Getting to the Root of Self-Esteem*. European Review of Social Psychology, 16(1). https://doi.org/10.1080/10463280540000007

Lempert, K. M., & Tricomi, E. (2016). *The Value of Being Wrong: Intermittent Feedback Delivery Alters the Striatal Response to Negative Feedback*. Journal of Cognitive Neuroscience, 28(2). https://doi.org/10.1162/jocn_a_00892

Lepore, S. J., & Smyth, J. M. (2002). *The Writing Cure: How Expressive Writing Promotes Health and Emotional Well-Being*. American Psychological Association.

Lerner, M. J. (1980). *The Belief in a Just World: A Fundamental Delusion*. Perspectives in Social Psychology. https://doi.org/10.1007/978-1-4899-0448-5

Lerner, M., & Simmons, C. H. (1966). *Observer's Reaction to the "Innocent Victim": Compassion or Rejection?* Journal of Personality and Social Psychology, 4(2). https://doi.org/10.1037/h0023562

Levi-Strauss, C. (2005). *Mito y Significado*. Alianza Editorial.

Maddock, H. L., Gardner, N. M., Khandoudi, N., Bril, A., & Broadley, K. J. (2003). *Protection from Myocardial Stunning by Ischaemia and Hypoxia with the Adenosine A3 Receptor Agonist, IB-MECA*. European Journal of Pharmacology, 477(3). https://doi.org/10.1016/j.ejphar.2003.08.024

Maddock, R. J., Garrett, A. S., & Buonocore, M. H. (2003). *Posterior Cingulate Cortex Activation by Emotional Words: fMRI Evidence from a Valence Decision Task*. Human Brain Mapping, 18(1). https://doi.org/10.1002/hbm.10075

Marett, R. R. (1914). Summary courtesy of Evans-Pritchard, *Theories of Primitive Religion*.

Markova, I. (2005). *Dialogicality and Social Representations: The Dynamics of Mind*. Cambridge University Press.

McAdams, D. P. (1995). *What Do We Know When We Know a Person?* Journal of Personality, 63(3). https://doi.org/10.1111/j.1467-6494.1995.tb00500.x

McInnerney, D., Kupeli, N., Stone, P., Anantapong, K., Chan, J., & Candy, B. (2019). *Emotional Disclosure as a Therapeutic Intervention in Palliative Care: A Scoping Review Protocol.* BMJ Open, 9(8), e031046. https://doi.org/10.1136/bmjopen-2019-031046

McIsaac, H. K., & Eich, E. (2004). *Vantage Point in Traumatic Memory.* Psychological Science, 15(4). https://doi.org/10.1111/j.0956-7976.2004.00660.x

McQueen, A., & Klein, W. M. P. (2006). *Experimental Manipulations of Self-Affirmation: A Systematic Review.* Self and Identity, 5(4). https://doi.org/10.1080/15298860600805325

Mehl, M. R., & Pennebaker, J. W. (2003). *The Social Dynamics of a Cultural Upheaval: Social Interactions Surrounding September 11, 2001.* Psychological Science, 14(6). https://doi.org/10.1046/j.0956-7976.2003.psci_1468.x

Miller, A. I. (2000). *Insights of Genius: Imagery and Creativity in Science and Art.* MIT Press.

Montada, L., & Lerner, M. J. (1998). *Responses to Victimizations and Belief in a Just World.*

Napper, L., Harris, P. R., & Epton, T. (2009). *Developing and Testing a Self-Affirmation Manipulation.* Self and Identity, 8(1). https://doi.org/10.1080/15298860802079786

Nicholls, S. (2009). *Beyond Expressive Writing: Evolving Models of Developmental Creative Writing.* Journal of Health Psychology, 14(2). https://doi.org/10.1177/1359105308100201

Nolen-Hoeksema, S. (1991). *Responses to Depression and Their Effects on the Duration of Depressive Episodes.* Journal of Abnormal Psychology, 100(4). https://doi.org/10.1037//0021-843X.100.4.569

Oleś, P. K., Brinthaupt, T. M., Dier, R., & Polak, D. (2020). *Types of Inner Dialogues and Functions of Self-Talk: Comparisons and Implications*. Frontiers in Psychology, 11. https://doi.org/10.3389/fpsyg.2020.00227

Ollwitzer, P. M. (1993). *Goal Achievement: The Role of Intentions*. En W. Stroebe & M. Hewstone (Eds.), European Review of Social Psychology (Vol. 4,). Wiley.

Patricolo, G. E., LaVoie, A., Slavin, B., Richards, N. L., Jagow, D., & Armstrong, K. (2017). *Beneficial Effects of Guided Imagery or Clinical Massage on the Status of Patients in a Progressive Care Unit*. Critical Care Nurse, 37(1). https://doi.org/10.4037/ccn2017282

Pal, M. (2021). *Promoting Mental Health Through Self Awareness Among the Disabled and Non-Disabled Students at Higher Education Level in North 24 Parganas*. International Research Journal of Modern Engineering and Technology Sciences, 3(1).

Pennebaker, J. W. (Ed.). (s. f.). *Opening Up by Writing it Down: How Expressive Writing Improves Health and Eases Emotional Pain*.

Pennebaker, J. W., & Beall, S. K. (1986). *Confronting a Traumatic Event: Toward an Understanding of Inhibition and Disease*. Journal of Abnormal Psychology, 95(3). https://doi.org/10.1037//0021-843X.95.3.274

Pennebaker, J. W., Mayne, T. J., & Francis, M. E. (1997). *Linguistic Predictors of Adaptive Bereavement*. Journal of Personality and Social Psychology, 72(4). https://doi.org/10.1037//0022-3514.72.4.863

Pennebaker, James W. (2013). *The Secret Life of Pronouns: What Our Words Say About Us*. Bloomsbury Press.

Pennebaker, James W., & Chung, C. K. (2006). *Expressive Writing, Emotional Upheavals, and Health*. En Foundations of Health Psychology. Oxford University Press New York, NY.

Pennebaker, James W., & Evans, J. (2014). *Expressive Writing: Words That Heal*.

Pennebaker, James W., Kiecolt-Glaser, J. K., & Glaser, R. (1988a). *Confronting Traumatic Experience and Immunocompetence: A Reply to Neale, Cox, Valdimarsdottir, and Stone*. Journal of Consulting and Clinical Psychology, 56(4). https://doi.org/10.1037/0022-006X.56.4.638

Pennebaker, James W., Kiecolt-Glaser, J. K., & Glaser, R. (1988b). *Disclosure of Traumas and Immune Function: Health Implications for Psychotherapy*. Journal of Consulting and Clinical Psychology, 56(2). https://doi.org/10.1037/0022-006X.56.2.239

Pennebaker, James W., Mehl, M. R., & Niederhoffer, K. G. (2003). *Psychological Aspects of Natural Language Use: Our Words, Our Selves*. Annual Review of Psychology, 54(1). https://doi.org/10.1146/annurev.psych.54.101601.145041

Ramirez, G., & Beilock, S. L. (2011). *Writing About Testing Worries Boosts Exam Performance in the Classroom*. Science (New York, N.Y.), 331(6014). https://doi.org/10.1126/science.1199427

Rochat, P. (2003). *Five Levels of Self-Awareness as They Unfold Early in Life*. Consciousness and Cognition, 12(4). https://doi.org/10.1016/S1053-8100(03)00081-3

Rosenberg, H. S. (1987). *Visual Artists and Imagery*. Imagination, Cognition and Personality, 7(1). https://doi.org/10.2190/AVJ5-N24B-P7MC-HR4R

Rudman, L. A. (2004). *Sources of Implicit Attitudes*. Current Directions in Psychological Science, 13(2). https://doi.org/10.1111/j.0963-7214.2004.00279.x

Russo, M. A., Santarelli, D. M., & O'Rourke, D. (2017). *The Physiological Effects of Slow Breathing in the Healthy Human*. Breathe (Sheffield, England), 13(4). https://doi.org/10.1183/20734735.009817

Scheier, M. F., & Carver, C. S. (1985). *Optimism, Coping, and Health: Assessment and Implications of Generalized Outcome Expec-*

tancies. Health Psychology, 4(3). https://doi.org/10.1037/0278-6133.4.3.219

Schwartz, S. (1974). *A Survey of Guiding Principles: The Nature of Human Values*. Science (New York, N.Y.), 186(4162). https://doi.org/10.1126/science.186.4162.436

Seih, Y. T., Lin, Y. C., Huang, C. L., Peng, C. W., & Huang, S. P. (2008). *The Benefits of Psychological Displacement in Diary Writing When Using Different Pronouns*. British Journal of Health Psychology, 13(Pt 1). https://doi.org/10.1348/135910707X250875

Seih, Y. T., Chung, C. K., & Pennebaker, J. W. (2011). *Experimental Manipulations of Perspective Taking and Perspective Switching in Expressive Writing*. Cognition & Emotion, 25(5). https://doi.org/10.1080/02699931.2010.512123

Shackman, A. J., Salomons, T. V., Slagter, H. A., Fox, A. S., Winter, J. J., & Davidson, R. J. (2011). *The Integration of Negative Affect, Pain, and Cognitive Control in the Cingulate Cortex*. Nature Reviews Neuroscience, 12(3). https://doi.org/10.1038/nrn2994

Sheeran, P. (2005). *Intention-Behavior Relations: A Conceptual and Empirical Review*. En European Review of Social Psychology. John Wiley & Sons, Ltd.

Sherman, D. K., & Cohen, G. L. (2006). *The Psychology of Self-Defense: Self-Affirmation Theory*. Advances in Experimental Social Psychology, 38.

Sherman, D. K., & Kim, H. S. (2005). *Is There an "I" in "Team?" The Role of the Self in Group-Serving Judgments*. Journal of Personality and Social Psychology, 88.

Sherman, David K., Bunyan, D. P., Creswell, J. D., & Jaremka, L. M. (2009). *Psychological Vulnerability and Stress: The Effects of Self-Affirmation on Sympathetic Nervous System Responses to Naturalistic Stressors*. Health Psychology, 28(5). https://doi.org/10.1037/a0014663

Smith, A. (2010). *The Theory of Moral Sentiments - Adam Smith*. Book Jungle.

Smith, A. (2018). *The Theory of Moral Sentiments. By Adam Smith*. Gale ECCO.

Smyth, J. M., Hockemeyer, J. R., & Tulloch, H. (2008). *Expressive Writing and Post-Traumatic Stress Disorder: Effects on Trauma Symptoms, Mood States, and Cortisol Reactivity*. British Journal of Health Psychology, 13(1). https://doi.org/10.1348/135910707X250866

Steele, C. M. (1988). *The Psychology of Self-Affirmation: Sustaining the Integrity of the Self*. En L. Berkowitz (Ed.), Advances in Experimental Social Psychology (Vol. 21).

Steele, C. M. (2010). *Whistling Vivaldi and Other Clues to How Stereotypes Affect Us*.

Steele, C. M., Spencer, S. J., & Lynch, M. (1993). *Self-Image Resilience and Dissonance: The Role of Affirmational Resources*. Journal of Personality and Social Psychology, 64.

Steele, Claude M., Southwick, L. L., & Critchlow, B. (1981). *Dissonance and Alcohol: Drinking Your Troubles Away*. Journal of Personality and Social Psychology, 41(5), 831-846. https://doi.org/10.1037/0022-3514.41.5.831

Steele, Claude M., Spencer, S. J., & Aronson, J. (2002). *Contending with Group Image: The Psychology of Stereotype and Social Identity Threat*. En Advances in Experimental Social Psychology.

Tambiah, S. J. (1990). *Lewis Henry Morgan Lectures: Magic, Science and Religion and the Scope of Rationality*. Cambridge University Press.

Tapper, K. (2018). *Mindfulness and Craving: Effects and Mechanisms*. Clinical Psychology Review, 59. https://doi.org/10.1016/j.cpr.2017.11.003

The Oxford Handbook of Positive Psychology and Disability. (2014). *Choice* (Chicago, Ill.), 51(07), 51-4144-51-4144. https://doi.org/10.5860/choice.51-4144

Tricomi, E., & Fiez, J. A. (2012). *Information Content and Reward Processing in the Human Striatum During Performance of a Declarative Memory Task*. Cognitive, Affective & Behavioral Neuroscience, 12(2). https://doi.org/10.3758/s13415-011-0077-3

Vygotsky, L. (1962). *Thought and Language* (E. Hanfmann & G. Vakar, Eds.). MIT Press.

Wallon, H. (1959). *Le Rôle de l'Autre dans la Conscience du Moi*. Enfance; Psychologie, Pédagogie, Neuropsychiatrie, Sociologie, 12(3). https://doi.org/10.3406/enfan.1959.1443

Warner, L. J., Lumley, M. A., Casey, R. J., Pierantoni, W., Salazar, R., Zoratti, E. M., Enberg, R., & Simon, M. R. (2006). *Health Effects of Written Emotional Disclosure in Adolescents with Asthma: A Randomized, Controlled Trial*. Journal of Pediatric Psychology, 31(6). https://doi.org/10.1093/jpepsy/jsj048

Watts, F. N. (1979). *Habituation Model of Systematic Desensitization*. Psychological Bulletin, 86(3). https://doi.org/10.1037/0033-2909.86.3.627

Webb, T. L., & Sheeran, P. (2004). *Identifying Good Opportunities to Act: Implementation Intentions and Cue Discrimination*. European Journal of Social Psychology, 34(4). https://doi.org/10.1002/ejsp.205

Wenzlaff, R. M., & Rude, S. S. (2002). *Cognitive Vulnerability to Depression: The Role of Thought Suppression and Attitude Certainty*. Cognition & Emotion, 16(4). https://doi.org/10.1080/02699930143000338

Weßlau, C., & Steil, R. (2014). *Visual Mental Imagery in Psychopathology — Implications for the Maintenance and Treatment of Depression*. Clinical Psychology Review, 34(4). https://doi.org/10.1016/j.cpr.2014.03.001

Williams, A. D., & Moulds, M. L. (2007). *Cognitive Avoidance of Intrusive Memories: Recall Vantage Perspective and Associations with Depression*. Behaviour Research and Therapy, 45(6). https://doi.org/10.1016/j.brat.2006.09.005

Wood, J. V., Perunovic, W. Q. E., & Lee, J. W. (2009). *Positive Self-Statements: Power for Some, Peril for Others*. Psychological Science, 20(7). https://doi.org/10.1111/j.1467-9280.2009.02370.x

Worthman, C. M., Plotsky, P. M., Schechter, D. S., & Cummings, C. A. (2010). *Formative Experiences: The Interaction of Caregiving, Culture, and Developmental Psychobiology*. Cambridge University Press.

Zhao, X. (2021). *On Leadership and Self-Awareness*. Wharton Magazine.

Serendipity

Directora: Olga Castanyer

207. *Quiero aprender cómo funciona mi cerebro emocional.* Iván Ballesteros
208. *Remonta tu vuelo. Más allá de la fibromialgia hacia una nueva vida.* F. Gallastegui
209. *Vivir con el trastorno límite de la personalidad. Una guía clínica para pacientes.* Álvaro Frías Ibáñez
210. *Quiero aprender a quererme con asertividad.* Olga Castanyer
211. *Póker a la dieta. El juego para alcanzar tu peso ideal y mantenerlo de una forma natural y sencilla.* Federica Trombetta
212. *Recupera tu autonomía y bienestar personal.* José Antonio González Suárez
213. *¿A qué he venido yo aquí? Guía para comprender y mejorar la memoria.* Laura Vera Patier
214. *Quiero aprender... a ser más eficiente en el trabajo.* Yolanda Cañizares Gil
215. *Vivir con una persona con Trastorno Límite de la Personalidad. Una guía clínica para familiares y allegados.* Álvaro Frías Ibáñez (Editor)
216. *La preocupación inútil.* Laura Vera Patier
217. *Esto de ser humano. Contemplando la luz a través de la herida.* Beatriz R. Vega
218. *La felicidad: qué ayuda y qué no. Psicología para entendernos.* Leocadio Martín Borges
219. *Alteraciones de la identidad en personas con Trastorno Límite de la Personalidad.* Una guía clínica para una psicoterapia colaborativa entre paciente y profesional. Álvaro Frías (Ed.)
220. *Disfruta en escena. Y olvida tus miedos.* Elena Martín Calvo
221. Mente plena, corazón contento. Un programa de Mindfulness y Regulación Emocional. Gonzalo Pereyra Sáez
222. *Quiero aprender... a gestionar mi estrés.* Elena Mendoza y Carmen Castro
223. *Mi único sí. Aprendizajes de un cáncer.* Ana Cardona
224. *Altamente capaces (y divergentes).* Rafael Pardo Fernández y Luz González Rubin
225. Las 7 tareas espirituales del duelo. José Carlos Bermejo
226. *Otromundo. Descubrirlo, vivirlo, comprenderlo. Una guía de viaje al mundo de las personas con demencia.* Erich Schützendorf y Jürgen Datum
227. *Reactívate. Menos medicamento y más movimiento.* Antonio Jesús Casimiro Andújar y José Antonio Sande Martínez
228. *Meditación y creación literaria. Aprende a vivir y a escribir mejor.* Pilar Blanco
229. *Me cuesta estar bien.* Rocío Rivero
230. *Cuaderno de trabajo para el cambio de hábitos. Cómo romper hábitos negativos e instalar hábitos positivos.* James Claiborn / Cherry Pedrick
231. *¿Tengo un trauma corporal? Herramientas somáticas para sentirte seguro con tu cuerpo.* Erika Shershun
232. *Conoce tu ansiedad y aprende a gestionarla. Una visión integradora de la ansiedad.* Publio Vázquez
233. *Psicología positiva: aprende a ser feliz con la ciencia del bienestar.* Iago Taibo
234. *La mesa de la vida. Manual contra el sufrimiento y la desesperanza.* E. Galindo
235. *La asertividad por dentro y por fuera.* Olga Castanyer - Elena Villar
236. *Dinámicas de grupos. Aprende a convivir, trabajar y dirigir grupos.* J. García Forcada

237. *Cuaderno de trabajo para la ira basado en la Terapia de Aceptación y Compromiso (ACT). Gestionar nuestras emociones y recuperar nuestra vida.* Manuela O'Connell - Robyn Walser
238. *Da vida a tus sueños. 12 caminos para crecer y despertar.* Magda Barceló
239. *Bondad práctica y radical. Yo conmigo Yo contigo Nosotros y Nosotras.* José Luis Bimbela
240. *Sanar la ansiedad. Técnicas de respiración consciente y desarrollo personal para transformar la ansiedad en la vida que deseas.* Iván Sánchez
241. *Yo tampoco puedo con todo. Una guía para cuidarme y priorizar mi salud mental.* Jesús Vega
242. *La escritura que cura. Manual de escritura expresiva para no profesionales.* Lucía Etxebarria
243. *Liberémonos del narcisismo.* Maribel Rodríguez
244. *Cuaderno de trabajo para el trastorno de ansiedad generalizada. Actividades de TCC para controlar la ansiedad, enfrentarse a la incertidumbre y superar el estrés.* Dr. Lawrence E. Shapiro
245. *Kit de herramientas para la depresión. Alivio rápido para mejorar el estado de ánimo, aumentar la motivación y sentirse mejor ahora.* W. J. Knaus, EDD - A. Korb, PHD - P. J. Robinson, PHD - L. M. Schab, LCSW - K. D. Strosahl, PHD
246. *Dejé de ser yo. Memorias de un abuso narcisista.* Débora Palop
247. *Superheroes personas admirables y gente corriente. Pequeña guía para un vivir equilibrado y buena salud mental.* Ramiro J. Álvarez

Serie MAIOR

70. *Apego, disociación y trauma. Trabajo práctico con el modelo PARCUVE.* Manuel Hernández Pacheco
71. *Cuaderno de trabajo de los pensamientos negativos. Habilidades de la TCC para superar la preocupación, la vergüenza y la rumiación repetitivas que impulsan a la ansiedad y la depresión.* David A. Clark, PhD
72. *¿Quién soy? De la disociación a la integración.* Peter Bourquin y M. Salvador
73. *Las obsesiones y el trastorno obsesivo-compulsivo. Una adicción al pensamiento. Entenderlos y superarlos con el modelo PARCUVE.* Manuel Hernández Pacheco
74. *Gestalt en la práctica. Propuestas y ejercicios.* Ángeles Martín González y Carlos Matesanz Pimentel
75. *Orientación psicológica ante el duelo por un suicidio.* Daniel Olmos
76. *Cómo retener los recuerdos. Sensojuegos terapéuticos para estimular la fijación de la memoria y la retención de los recuerdos en el Alzheimer y otras patologías.* Carles Bayod Serafini
77. *Aprendiendo a habitarnos. Un modelo de intervención psicoterapéutica con personas con historia de trauma.* Pepa Horno Goicoechea
78. *Violencia vicaria. Golpear donde más duele.* Sonia Vaccaro
79. *Reconocer y superar las relaciones tóxicas y la dependencia emocional. El apego adulto y el modelo PARCUVE.* Manuel Hernández Pacheco
80. *La psicóloga en casa. Las posibilidades de la intervención psicológica en el domicilio de las personas.* Natalia Zaira Pedrajas Sanz - Ilustraciones de Belén Brigido
81. *El origen emocional de nuestros comportamientos. Los Sistemas Emocionales Primarios.* Carlos López-Obrero Carmona